AF296595

RECHERCHES BIBLIOGRAPHIQUES

ET

RECUEIL D'OBSERVATIONS CLINIQUES

POUR SERVIR A L'ÉTUDE DES INDICATIONS ET DES CONTRE-INDICATIONS

DES

EAUX MINÉRO-THERMALES

DE BAGNOLES-DE-L'ORNE[*]

PAR LE Dr L. DESNOS

ANCIEN INTERNE DES HOPITAUX DE PARIS, LAURÉAT DES HOPITAUX ET DE LA FACULTÉ DE MÉDECINE DE PARIS, MEMBRE DE LA SOCIÉTÉ ANATOMIQUE.

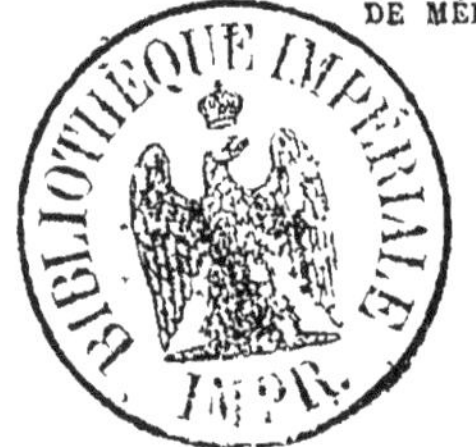

Les Eaux minérales sont une richesse
dont on doit compte à l'humanité.

(ALIBERT.)

Les eaux thermales de Bagnoles, en Normandie, possèdent, pour la guérison d'un assez grand nombre de maladies, des propriétés curatives si évidentes, qu'elles ont toujours, depuis qu'on les a étudiées, fixé sérieusement l'attention des médecins qui ont eu l'occasion de s'en occuper ou d'observer directement leurs effets; et si quelques uns des auteurs qui en ont parlé n'ont pu se défendre d'un enthousiasme qui pourra parfois ne pas paraître aussi légitime à ceux qui n'ont pas été témoins des cures merveilleuses obtenues chaque année à Bagnoles qu'aux personnes qui ont pu les constater par elles-mêmes, il n'en est pas moins vrai que, dans toutes leurs monographies, on trouve les plus riches matériaux thérapeutiques et des faits qui ne pourront que paraître concluants à ceux qui les examineront sans prévention.

C'est frappé de cette idée et inspiré de la lecture de ces écrits que j'ai conçu la pensée, non pas, je le déclare d'avance, de faire sur Bagnoles un

---

(*) Bagnoles (département de l'Orne) est à 240 kilomètres de Paris, à 44 kilomètres d'Alençon et à 6 kilomètres de la Ferté-Macé, à proximité du chemin de fer de l'Ouest, par Alençon. On y arrive facilement et assez vite des principaux points de la Normandie, de la Bretagne et du Maine.

1

travail *ex professo*, mais de donner un aperçu des maladies qui s'y traitent avec succès, de choisir et de grouper dans l'ordre qui leur convient quel - ques observations qui me semblent propres à frapper l'esprit des médecins et à éclairer leur foi sur la valeur d'un agent thérapeutique qui a rendu et est destiné à rendre encore de signalés services.

Dans l'impossibilité où je me trouve de faire entrer dans le cadre que je me suis tracé tous les faits connus jusqu'à ce jour, les réflexions qu'ils suggèrent et les indications qui s'en peuvent déduire, je mentionnerai dans une courte note bibliographique les sources auxquelles j'ai puisé et les documents à consulter pour ceux qui voudraient approfondir cette question.

Sans entrer dans les recherches chronologiques auxquelles pourrait donner lieu la découverte des sources de Bagnoles, je me bornerai à dire que le domaine qui les possède fut acquis, en 1692, par Pierre Hélie, secrétaire du roi au grand collége de Falaise, à qui la concession fut accordée par l'état, à la condition qu'il y fonderait des bains. Au point de vue médical, une visite que fit à Bagnoles, en 1694, le célèbre Geoffroy, doyen de la Faculté de médecine de Paris, fut, selon l'expression du docteur Teste, le baptême scientifique de ses sources. En 1749, Geoffroy fils y vint aussi pour faire de ses eaux la première analyse dont les résultats furent consignés dans le journal de Verdun pour l'année 1767. De 1760 à 1780, les docteurs Lemaignan et Capelle, médecins, l'un à Vire et l'autre à Falaise, et le docteur Bourget, intendant breveté des eaux, recueillirent un grand nombre d'observations en partie restées inédites, de même que les mémoires du docteur Piette, membre du conseil général, chevalier de la Légion-d'Honneur, etc.; qui, depuis l'année 1768, fit pendant cinquante-sept ans le service médical de Bagnoles.

Lieutaud, médecin du roi (*Matière médicale*, Paris, 1781), et Macquart (*Traité de l'Eau*), firent mention de ces sources thermales; mais on ne trouve dans leurs ouvrages rien d'original ni de pratique sur ce sujet.

Alibert, dans le *Dictionnaire des Sciences médicales*, en 60 volumes, et surtout dans ses *Nouveaux éléments de Thérapeutique* (Paris, 1826, t. III, p. 395), donna sur Bagnoles des notions qui, bien qu'incomplètes, ne manquaient pas de précision.

En 1833, M. le docteur Isidore Bourdon, membre de l'Académie de médecine et inspecteur des sources, inséra dans la septième livraison du *Dictionnaire de la Conversation* un spirituel article écrit principalement au point de vue pittoresque de Bagnoles, et où on lit en même temps de judicieuses remarques sur les indications et les contre-indications qui doivent guider l'homme de l'art dans l'usage des eaux.

Dans le *Manuel des Eaux minérales* de M. Patissier, on trouve aussi des renseignements utiles, ainsi que dans le *Répertoire des Sciences médicales*, en 30 volumes (art. Bagnoles).

M. le docteur Lédemé, qui avait succédé comme inspecteur à M. Isidore Bourdon, publia en 1841 une note sur Bagnoles. Son rapport au ministre du commerce, pour 1842, contient plusieurs faits précieux que je relaterai plus loin. L'annuaire de l'*Association normande* (1844) renferme une seconde notice du même auteur, intéressante monographie dans laquelle il insiste, avec cette sagacité médicale qui lui est propre, sur les vertus efficaces, j'ai presque dit spécifiques, des eaux de Bagnoles dans le traitement des dyspepsies, gastralgies, diarrhées chroniques, en un mot de tous les troubles fonctionnels des voies digestives, et sur les règles qui doivent présider à leur administration. Vers la même époque, un opuscule du propriétaire reproduisait de curieux documents recueillis par M. le docteur Perrinet, médecin résidant en 1842, et auxquels j'aurai à faire plus d'un emprunt.

En 1846, M. le docteur Teste écrivit sur Bagnoles et ses environs quelques brillantes pages dans lesquelles il consigna, à côté des observations de ses devanciers, des résultats de sa pratique particulière.

M. le docteur Charles Lebreton, inspecteur depuis 1849, a non seulement reconnu comme ses prédécesseurs tout le parti qu'on peut tirer de l'usage des eaux de Bagnoles pour la guérison des maladies du tube gastro-intestinal, mais, de plus, à cet habile praticien revient l'honneur d'avoir montré comment, les troubles des phénomènes digestifs entraînant la perturbation des fonctions assimilatrices, ces eaux, en modifiant heureusement les premiers, pouvaient opérer la cure des états morbides les plus dissemblables, en apparence, mais reconnaissant souvent pour cause primitive, sinon unique, l'atteinte portée aux puissances plastiques de l'économie.

On les a vantées dans la chlorose, l'anémie, la leucorrhée, certaines aménorrhées ou dysménorrhées (absence ou difficulté de l'écoulement des règles), dans diverses cachexies, névralgies, viscéralgies, dans la chorée, dans ces états nerveux qui font le désespoir des malades et des médecins, dans l'hypocondrie, voire même dans quelques cas de stérilité et dans certaines formes de paralysies, c'est-à-dire dans celles qu'on guérit surtout. Eh bien ! M. Lebreton a fait comprendre comment on pouvait les conseiller dans tous ces cas si disparates de prime-abord, mais reconnaissant la même origine, sans mériter le reproche de préconiser une panacée, la plus cruelle épreuve qu'on puisse faire subir à un établissement thermal, attendu que le siècle ne croit plus à ces sortes de remèdes, dit M. Isidore Bourdon. Outre ces vues ingénieuses, les notices de M. Lebreton, datées de 1849 et 1851, contiennent des observations personnelles que je mettrai en partie sous les yeux du lecteur.

Dans un voyage près les différentes eaux minérales de France, publié dans le *Journal des Débats* (feuilleton du 20 août 1851) par M. le docteur Donné, inspecteur des écoles de médecine, et écrit avec cette manière entraînante et pratique à la fois qui distingue ce qui sort de la plume de cet éminent écrivain, on trouve un éloge mérité des propriétés médicales des eaux de Bagnoles, comme du charme de la vie qu'on y mène.

Enfin, je ne dois pas terminer cette énumération bibliographique sans dire qu'outre une notice topographique et médicale sur Bagnoles publiée par Étienne (*Recueil de mémoires de Médecine militaire*, t. III), des liasses d'observations et mémoires inédits sont malheureusement restées enfouies dans les cartons du ministère de la guerre. Ces nombreux travaux, qui, comme on l'a dit, suffiraient seuls à fonder la réputation d'un établissement thermal, étaient dus surtout aux docteurs Lalanne et Poulain, chirurgiens-majors, successivement chargés du service de l'hôpital militaire alors existant à Bagnoles.

Avant de rapporter des faits cliniques à l'appui des propriétés curatives des eaux, je crois devoir dire quelques mots de leurs qualités physiques et chimiques et de leurs effets physiologiques.

Propriétés physiques et chimiques.

La température de la source de Bagnoles est de 25° centigrades. On sait que 20° R. suffisaient, d'après Alibert, pour classer une eau dans la thermalité de premier ordre. Celle de Bagnoles est d'une limpidité parfaite; elle est plus douce et plus réfringente que l'eau de rivière et des fontaines environnantes ; elle exhale une odeur hépatique imitant celle d'œufs durs, manifestement plus prononcée par les temps d'orage, et qu'on retrouve encore plus d'une heure après sa sortie de la source dans les vases qui la contiennent, et aux parois desquels s'attachent de nombreuses bulles de gaz. Sa saveur est fade et légèrement nauséabonde, laissant un arrière-goût d'amertume comme l'eau oxygénée; elle est onctueuse au toucher et procure à la peau une douceur et une souplesse très remarquables. Des bulles de gaz viennent à chaque instant se dégager à la surface de la fontaine avec un frémissement très-sensible. On a remarqué que ce dégagement est beaucoup plus considérable lorsque l'atmosphère est chargée d'électricité.

La première analyse des eaux de Bagnoles fut faite, comme je l'ai dit, en 1749, par Geoffroy fils, et consignée dans le journal de Verdun pour l'année 1767. En 1813, l'illustre Vauquelin, et Thierry, professeur de chimie à la Faculté des sciences de Caën, vinrent à Bagnoles pour faire de nouvelles recherches, dont on peut voir les résultats dans les *Annales de Chimie* (avril 1814). Depuis ce temps, différents travaux ont été entrepris sur ce sujet : mais tous laissent à désirer, soit parcequ'ils sont incomplets, soit parcequ'ils ont été faits dans des circonstances défavorables, c'est-à-dire loin de la source. Voici, du reste, ce qui ressort de ces différentes investigations :

L'eau de Bagnoles vire légèrement au rouge, la couleur bleue du tournesol, et si l'hydrogène sulfuré ne s'y démontre pas par le sulfhydromètre, comme dans beaucoup d'eaux des Pyrénées, il n'en est pas moins vrai, comme le dit M. O. Henry, chef des travaux chimiques de l'Académie de médecine, dans une lettre adressée au propriétaire, que le précipité produit dans l'eau de Bagnoles par l'azotate d'argent, recueilli et lavé à l'ammoniaque, fournit par l'acide chlorhydrique l'odeur de foie de soufre : d'où il suit, d'après cet habile chimiste, qu'il doit y avoir à la source un dégagement éphémère, mais sensible, d'acide sulfhydrique. L'odeur si manifeste qu'on perçoit dans la fontaine ne peut d'ailleurs permettre aucune hésitation à cet égard.

Quant au gaz que Vauquelin et Thierry ont reconnu se comporter

comme l'azote uni à l'acide carbonique, l'existence de ce dernier ne me
paraît pas démontrée, parcequ'il ne se forme pas de précipité par les solu-
tions des sels de baryte, ce réactif si sensible de l'acide carbonique.

On trouve, en outre, comme principes fixes des chlorures de calcium, de
magnésium, de sodium, qu'accompagnent des iodures et des bromures en
quantités peu considérables, des traces de sulfates de chaux, de la silice et
quelques autres terres.

L'eau de Bagnoles laisse déposer dans les réservoirs et les tuyaux de conduite un limon composé d'une matière organique analogue à la barégine,
avec du fer, du soufre et de la silice à l'état d'extrême division.

Mais un phénomène singulier, qui cependant n'a fixé l'attention que
depuis assez peu de temps, c'est la propriété que possède ce liquide d'attaquer le plomb et le cuivre lui-même dans des tuyaux de conduite qu'il
corrode et perfore dans l'espace de quelques années, malgré une épaisseur
assez considérable. Les mêmes effets ont lieu pour le calcaire marbre, puis-
qu'une buvette en marbre de Sainte-Anne, à parois d'au moins trois centimètres d'épaisseur, destinée à capter l'eau à sa sortie immédiate de la
source, n'a pu servir à cet usage l'espace même d'un an, s'étant trouvée
perforée en plusieurs points.

Si l'on s'en tenait aux résultats fournis jusqu'ici par l'analyse, on pourrait être tenté de révoquer en doute l'efficacité des eaux de Bagnoles ; mais
après la première pensée accordée à une sage réserve doit venir celle d'examen. C'est elle qui a fait dire avec une grande conviction à M. le docteur
Perrinet qu'on ne peut supposer qu'une action si énergique sur les mé-
taux laisse ces eaux sans puissance sur nos organes.

J'ajouterai que, dans l'appréciation de l'action des eaux minérales, il faut
certainement tenir compte des données fournies par l'analyse chimique,
mais qu'on ne doit pas leur attribuer l'importance capitale que quelques
personnes sont portées à lui accorder. La chimie n'a pas jusqu'à présent
répondu aux espérances qu'on avait fondées sur elle pour approfondir
l'étude de cette classe intéressante d'agents curatifs. Connaissons-nous
mieux que Bordeu les propriétés médicales des eaux des Pyrénées tant de
fois scrutées ? Et les eaux de Forges, qui, d'après Robert, ne contiennent
que cinq sixièmes de grain de carbonate de fer, s'avisera-t-on de nier
leur caractère évidemment ferrugineux ? Savons-nous quelles combinai-
sons unissent entre eux les principes salins que l'analyse révèle dans une
source ? Est-ce sur quelques centigrammes de plus ou moins de sels miné-
ralisateurs qu'on établira à l'avance l'efficacité d'une eau minérale ? Som-
mes-nous arrivés à pouvoir apprécier autrement que par ses effets, souvent
inexplicables, ce principe occulte que Bordeu appelait l'esprit des sources ?
Avouons le d'ailleurs, il y a dans le calorique des eaux thermales quelque
chose de spécial, comme le démontre une expérience de M. Guersent, rappelée par le docteur Lédemé. M. Guersent a constaté que l'eau de Balaruc,
qui, prise à la source, jouit de propriétés purgatives caractérisées, les
perdait en partie si elle était transportée au loin, bien qu'on prît toutes
les précautions pour lui rendre sa chaleur normale, tandis qu'elle les re-

couvrait sur-le-champ si on plongeait le vase qui la renfermait dans une des sources de Plombières, dont la température se rapproche beaucoup de la sienne.

Ces opinions d'ailleurs ne me sont pas personnelles : elles ont été partagées par la plupart de ceux qui se sont occupés d'eaux minérales. Il suffit pour s'en convaincre de jeter les yeux sur les remarquables lignes écrites à ce sujet par M. Pâtissier (*loc. cit.*, p. 19 et 20) et par M. Donné (*loc. cit.*).

Il existe en outre à Bagnoles deux autres sources froides purement ferrugineuses, très chargées de principes martiaux (carbonate de fer). On conçoit tout le parti qu'on peut tirer de la réunion dans un même lieu de plusieurs sources qui, par leur composition et leurs propriétés, répondent à des indications variées.

Action physiologique.

L'étude de l'action d'une eau minérale sur l'homme sain doit toujours, comme pour toute espèce de médicament, précéder celle de ses effets sur l'homme malade : car les enseignements qui en découlent peuvent souvent expliquer des propriétés thérapeutiques qui paraîtraient incompréhensibles *à priori*, et guider le praticien dans ses conseils à ses malades, soit pour les envoyer à telles ou telles eaux, soit pour les diriger pendant la durée du traitement.

Voici ce qui s'observe lorsqu'à une personne valide l'eau thermale est administrée en bain et en boisson : augmentation considérable de l'appétit, accroissement d'énergie du système musculaire, accélération notable de la circulation, se traduisant par un pouls plus fréquent, plus plein, plus résistant, et chez quelques personnes par certains symptômes cérébraux qui ne se peuvent mieux comparer qu'à ceux produits par des excitants, tels que le vin de Champagne pris en quantité modérée ; augmentation d'énergie du système capillaire, d'où résultent tantôt une diurèse, tantôt et plus exceptionnellement une diaphorèse, plus ou moins marquées, avec démangeaisons vives à la peau. M. Lédemé dit n'avoir pas vu ces poussées à la peau, si communes aux eaux sulfureuses des Pyrénées. Cependant M. Lebreton les a observées, quoique rarement. Cette action sur le système capillaire ne saurait être attribuée ici, selon la remarque de ce médecin, à la température, comme cela peut se dire des eaux de Néris, de Plombières, qui n'ont pas moins de 40 à 50°.

Les nouveaux arrivants à Bagnoles sont souvent constipés ; souvent aussi, pendant leur séjour, les baigneurs éprouvent une purgation subite, sans conséquence et de peu de durée. M. Lédemé croit que ce dernier phénomène est tout simplement dû au changement d'air et de nourriture. C'était aussi l'opinion d'un professeur de la Faculté de Paris, à qui je parlais des eaux de Bagnoles. Il me semble cependant qu'il est des cas où on ne peut invoquer cette cause, chez les personnes du pays par exemple. Du reste on comprend très bien comment le même agent, *excitant tonique*, peut produire des effets opposés : purgeant les personnes chez qui la constipation est le résultat d'un défaut de contractilité du tube intestinal, en

constipant d'autres, au contraire, par l'exagération de cette même pro=
priété. La strychnine n'est-elle pas au même titre purgative et astrin»
gente tout à la fois? Souvenons-nous, en outre, que l'eau de Bagnoles
agit en même temps sur les muqueuses pour modifier leurs sécrétions.

Chez les personnes fortes, bientôt un sentiment de bien-être et de sou=
plesse à la peau se manifeste; chez les sujets faibles, des pesanteurs de tête,
de l'accablement, des vertiges, ont lieu assez souvent.

Chez les malades les phénomènes physiologiques sont à peu près les
mêmes; il en existe cependant quelques uns qui leur sont propres. Voici
comment s'exprime à cet égard M. Lédemé :

« Le premier septenaire ils éprouvent au commencement un malaise et
» une inquiétude générale qui va chez quelques uns jusqu'à l'insomnie
» et même jusqu'à de petits mouvements fébriles nocturnes, caractérisés
» par des frissons erratiques, des bouffées de chaleur, de la sécheresse à la
» peau. La plupart cependant en sont quittes pour une démangeaison
» universelle ou pour un sentiment de sécheresse de l'organe cutané. Le
» mal pour lequel ils sont venus semble se répandre uniformément dans
» tout le corps. Enfin quelques uns n'éprouvent absolument rien. Les ef-
» fets des eaux sont primitifs; ils ne s'étendent que rarement au delà du
» premier et du second septenaire. Après cette époque, on ne remarque
» plus d'effets dans l'action physiologique. »

Voyons maintenant quelles sont les maladies dans lesquelles on obtient
des eaux de Bagnoles des résultats heureux.

Des eaux de Bagnoles dans le traitement des affections des voies digestives.

En première ligne nous devons placer les troubles des fonctions digestives, dyspepsies, gastralgies, diarrhées chroniques. C'est dans ces
sortes d'affections qu'elles peuvent surtout passer pour vraiment héroïques.
On s'étonne, en lisant les anciens écrits sur Bagnoles, de ce que leurs auteurs, tout en signalant les propriétés anti-dyspeptiques de ses eaux, ac-
cordent à leur efficacité dans ce genre de maladies moins d'importance
que dans d'autres, où, bien que réelle, elle est cependant moins certaine
et surtout moins constante, dans les paralysies, par exemple. A quoi attribuer cette négligence ? Est-elle due à ce que la cure de ces dernières frap-
pait davantage l'esprit, ou bien à ce que les maladies d'estomac étaient
moins bien connues que depuis les travaux de Barras sur la gastralgie et
les remarquables leçons de MM. Chomel et Beau sur la dyspepsie ? Peut-
être aussi étaient-elles moins fréquentes que de notre temps. Quoi qu'il
en soit, les médecins sont aujourd'hui bien d'accord sur ce point thérapeutique. Ainsi M. Lédemé dit :

« Les maladies dans lesquelles les eaux de Bagnoles m'ont paru agir
» avec l'efficacité la plus constante et la mieux établie sont ces états apy-
» rétiques du tube digestif qu'on désignait dans le système de Broussais
» du nom générique de gastrite et de gastro-entérite chronique, et qu'on
» désigne de nos jours sous le nom non moins commode de gastralgie.

» Toutes les fois, en effet, qu'un malade présente un trouble des fonctions
» digestives consistant en défaut d'appétit, lenteur des digestions, inertie
» des intestins, borborygmes, constipation ou diarrhée, abattement gé-
» néral, accablement moral, sans soif, sans fièvre ; que cet état existe depuis
» un assez long temps ; qu'il a été infructueusement traité ; qu'il reconnaît
» pour cause des affections morales sans lésions organiques caractérisées,
» quels que soient d'ailleurs les symptômes secondaires, qui sont dans ce cas
» si bizarres et si variés, on est presque assuré que le malade sera guéri ou
» soulagé par l'usage des eaux de Bagnoles.—Cette action dans les états gas-
» tralgiques est d'autant plus précieuse, qu'à ma connaissance il n'existe en
» France aucune source qui jouisse à un égal degré de la même propriété. »

« Depuis trois années, dit M. Lebreton, que j'étudie avec la plus sévère
» exactitude les propriétés thérapeutiques de cette source, j'ai vu un si
» grand nombre de malades atteints de troubles des fonctions digestives
» trouver par l'usage de ces eaux un soulagement qu'ils étaient allés
» chercher en vain à plusieurs établissements thermaux, que je n'hésite
» pas à affirmer que les eaux de Bagnoles doivent être classées par leur
» utilité au premier rang des eaux minérales de France. » Et plus loin :
« Les eaux de Bagnoles augmentent au plus haut degré la vitalité géné-
» rale ; mais c'est surtout sur le tube intestinal que son action se mani-
» feste d'une manière spéciale ; elles raniment l'inertie des organes diges-
» tifs. Aussi toutes ces affections gastriques si nombreuses et si communes,
» dyspepsies, gastralgies, diarrhées chroniques, y sont, sans exception,
» guéries ou modifiées heureusement par l'emploi des eaux. »

M. Lebreton insiste ensuite sur la facilité avec laquelle elles sont tolérées :

« Mais ce que je crois digne de fixer au plus haut point l'attention des
» médecins, c'est qu'à côté de cette stimulation des fonctions digestives
» les eaux de Bagnoles exercent une action sédative sur l'éréthisme nerveux
» de l'estomac, et sont tolérées par tous les malades sans exception pen-
» dant les convalescences les plus graves, telles que celles des fièvres ty-
» phoïdes, des chloroses, des fièvres maraimateuses interminables, maladies
» qui souvent laissent après elles une sorte d'inflammation de tout le tube in-
» testinal, avec langue rouge, sèche et dure, caractérisant un état par-
» ticulier qui ne permettait plus l'administration des toniques devenus in-
» dispensables. Des malades de toute espèce, des gastralgiques, des dys-
» pepsiques, des chorériques, des hypocondriaques présentant cette bizarre
» susceptibilité particulière à ces affections, peuvent prendre des doses
» considérables d'eau de Bagnoles sans jamais éprouver le plus léger.
» trouble des voies digestives. A quoi peut-on attribuer cette invariable
» tolérance de l'eau de Bagnoles? Est-ce à sa légèreté, à sa température?
» Cette question comporterait de nombreuses explications ; mais, dans le
» doute où nous placé la science, je me borne à constater le fait et le livre
» à l'appréciation des médecins. »

Je dois dire ici que M. Lédemé, qui d'ailleurs s'accorde si parfaitement
avec M. Lebreton sur l'efficacité des eaux de Bagnoles dans les affections

gastriques, est cependant en dissidence avec lui sur leur opportunité dans le cas où l'appareil digestif présente des signes de subinflammation. Il dit avoir vu le mal s'aggraver alors par l'usage des eaux. D'un autre côté, MM. Teste et Lebreton ont observé que non seulement elles étaient tolérées, mais encore qu'elles effectuaient des guérisons au milieu d'un concours de circonstances pareilles. C'est ce que démontrent d'une manière irréfragable l'observation 3e, empruntée à M. Teste, et la 4e, extraite de la notice de M. Lebreton (1851). On ne peut pas aller contre des preuves de cette nature. La conclusion à tirer de ce désaccord n'est pas qu'on doive tout d'abord renoncer à l'usage des eaux de Bagnoles en pareil cas, mais bien qu'on devra les employer avec précaution, en étudiant minutieusement leurs effets et la susceptibilité des malades, sauf à suspendre leur administration momontanément, ou même définitivement, d'après les accidents qui viendraient entraver le traitement.

Il faut savoir aussi que, parmi les rares échecs qu'on éprouve à Bagnoles dans la thérapeutique de maladies contre lesquelles ses eaux peuvent passer pour souveraines, une grande partie d'entre eux sont dus à l'existence de lésions organiques que les difficultés du diagnostic ne permettent pas de préciser au début; et si par contre on voit des sujets atteints de ces mêmes lésions obtenir du soulagement, c'est que, ainsi que le remarque M. le docteur Fleury dans la série d'articles sur la gastralgie qu'il fait paraître en ce moment dans *le Moniteur des Hôpitaux*, on trouve des affections organiques compliquées par un élément gastralgique sur lequel on peut avoir quelque prise.

Voici maintenant quelques observations à l'appui de ce que nous avons avancé de l'efficacité des eaux dans les maladies d'estomac :

1re OBSERVATION (rapport de M. Lédemé, n° 2). —*Gastralgie invétérée. Etat nerveux.—Guérison.*

« Mme L....., de Paris, où elle habite, rue de Br....., est âgée de
» 42 ans. Elle offre les caractères du tempérament nerveux. Cette malade
» appartient au haut commerce de la capitale. Elle aimait la vie de famille
» et y avait trouvé tous les éléments de son bonheur, lorsqu'il y a dix ans
» elle perdit d'abord son frère, puis deux ans après son mari, encore à la fleur
» de l'âge, l'un et l'autre emportés par des maladies violentes. Ces deux
» morts changèrent la situation de Mme L..... Restée veuve avec deux en-
» fants, elle fut obligée de se retirer des affaires, et, dans ce nouvel état,
» elle éprouva et ressentit vivement toute l'amertume de sa position. Les
» atteintes de sa douleur furent profondes et durables. Cette malade pos-
» sède un esprit élevé, une haute intelligence, et le sentiment de famille
» reste chez elle très développé. Dès les premiers jours, elle éprouva un
» sentiment inexprimable d'anxiété à la région épigastrique. L'estomac lui
» semblait contracté. Sans avoir de dégoût pour les aliments, elle n'avait
» aucun désir d'en prendre, ne pouvait souvent les avaler; et cependant elle
» n'avait ni soif ni fièvre, bien qu'elle éprouvât souvent une multitude de
» petits frissonnements nerveux qui partaient, dit-elle, comme une étin-

» celle électrique. Cet état s'accompagnait d'une agitation alternant avec
» des spasmes, ou bien avec un sentiment de somnolence pénible. Néan-
» moins le sommeil manquait presque complétement, et chaque matin la
» malade se levait courbatue, accablée. Ce n'était que peu à peu, dans la
» journée, qu'elle parvenait à se remettre de manière à se résoudre à pren-
» dre quelque part à ses affaires domestiques. Cet état s'aggrava considéra-
» blement après quelques alternatives. Un habile médecin lui donnait des
» soins et des consolations : c'était M. Alexandre-Lebreton, célèbre accou-
» cheur de Paris. Il y a deux ans, Mme L..... en était à ce point qu'elle ne
» pouvait prendre qu'une très petite quantité de nourriture exceptionnelle,
» consistant en quelques morceaux d'échaudé : nulle autre chose ne lui
» pouvait passer. Le sentiment d'inquiétude et d'oppression, borné à l'esto-
» mac, s'était étendu à tous les organes ; il existait un accablement général
» et un découragement moral tel, qu'il allait jusqu'à l'anéantissement des
» affections de famille, qui étaient si prononcées chez cette malade.
» Mme L..... ne pouvait faire cinquante pas à pied. Elle avait maigri sensi-
» blement ; les menstrues avaient diminué, et une langueur déplorable
» s'était emparée de tout l'organisme. Cependant la langue n'indiquait
» qu'un trouble nerveux ; parfois elle était blanche, épanouie ; la salivation
» se faisait mal. Il n'y avait en effet nulle soif, et au contraire un sentiment
» de répugnance pour les boissons ; le ventre se tympanisait parfois ; sou-
» vent le matin il existait des nausées et de rares vomissements d'un peu
» de matière incolore et filante ; il y avait plutôt oppression, embarras, que
» vraie douleur dans la région de l'estomac et de l'abdomen ; de même, la
» constipation la plus opiniâtre n'avait pu être surmontée par quoi que ce
» soit. On avait pendant quatre ans cherché à combattre ce pitoyable état
» par une foule de moyens divers ; les révulsifs, les antispasmodiques, les
» adoucissants, parmi lesquels le lait d'ânesse, l'exercice en voiture, l'air de
» la campagne, rien n'y avait fait. M. Lebreton conseillait vainement les
» bains de Bagnoles : la malade n'avait pas la force de prendre une résolu-
» tion. Dans cette circonstance, le frère de Mme L....., homme de cœur et de
» caractère, fit amener une chaise de poste, jeta sa sœur dedans et la con-
» duisit presque sans sa participation aux eaux de Bagnoles, en 1840.
» Mme L..... y séjourna six semaines précises et entières ; elle prit exacte-
» ment un bain tous les jours et trois à quatre verres d'eau minérale en huit
» ou dix doses, entre les repas, et aux repas elle en usait encore. Les pre-
» miers quinze jours se passèrent sans amélioration. Une nuit, la malade
» fut purgée brusquement. Elle avait éprouvé jusque alors, et depuis son sé-
» jour, des bouffées de chaleur sèche insupportable. A partir de la purga-
» tion, cet état cessa et le mieux ne se fit plus attendre : la constipation ne
» revint pas, l'appétit s'ouvrit. En quelques jours, Mme L..... fut étonnée
» de pouvoir essayer de la viande et presque de tout, comme de se trouver
» infiniment dégagée de cette oppression générale qui tenait enchaînées
» toutes les fonctions de la vie organique et de relation.

» Mme L..... en profita pour se livrer à quelque exercice. Son esprit et son
» cœur se réveillèrent pour la première fois depuis quatre ans. Elle se sen-

» tit heureuse d'avoir ses enfants à ses côtés. Une vie nouvelle semblait
» commencer pour elle. Mme L..... quitta Bagnoles dans ce nouvel état.
» L'hiver suivant se passa avec quelque peine, et définitivement, quand la
» belle saison fut arrivée, il y eut une rechute caractérisée. L'estomac sem-
» bla se crisper de nouveau, refusa le aliments, et les idées commencèrent
» à s'assombrir. Cependant, sous ce dernier rapport, il n'y avait nulle com-
» paraison à établir avec l'état antérieur à l'usage des eaux. Ceci se passait
» en 1841. La récidive persistant avec de légères variations, elle parut à
» M. Lebreton, commander une nouvelle saison des eaux de Bagnoles, et
» la malade y fut envoyée par lui. Cette fois-ci, l'usage des eaux fut accom-
» pagné d'une foule de petits malaises ordinaires dans les premiers septe-
» naires, tels que frissons erratiques, bouffées de chaleur sèche, picotements
» à la peau, insomnie, agitation, et sans produire d'amélioration sur l'en-
» semble de la maladie autre qu'une augmentation de l'appétit et de meil-
» leures digestions. Mme L.... quitta Bagnoles après cinq semaines de sé-
» jour à l'établissement; mais elle n'eut pas plus tôt atteint les barrières de
» Paris qu'elle rentra dans la plénitude de sa santé, et cela dans l'espace
» d'un mois, presque sans autre transition. L'estomac s'est complétement
» remis, toute oppression des fonctions s'est dissipée, et, au moment où nous
» traçons ces lignes, nous recevons l'assurance que ce rétablissement ne
» s'est pas encore démenti. »

   2ᵉ OBSERVATION. — *Gastralgie.—Vomissements, état nerveux.—Guérison.*

Au commencement de septembre 1842 vint à Bagnoles un militaire
connu déjà par ses talents et sa bravoure, et que le crime dont il a été
victime a rendu malheureusement célèbre. C'était feu le général de Bréa,
alors colonel d'état-major à Nantes.

Atteint depuis assez long-temps d'une gastralgie qui avait résisté à tout
ce qui lui avait été conseillé, l'ingestion des aliments provoquait chez lui
des crampes d'estomac suivies bientôt de vomissements. Une constipation
opiniâtre existait chez ce malade, d'un tempérament nerveux. Pendant son
séjour dans les bains, qu'il prenait à l'eau courante dans les piscines, il lui
semblait, disait-il, éprouver les mêmes effets que ceux qu'aurait pu lui oc-
casionner le contact d'un appareil chargé d'électricité. Après trois semaines de séjour à Bagnoles, et y avoir fait usage sans interruption des eaux
en bains et en boisson, M. de Bréa ne vomissait plus, mangeait et digérait
comme tout le monde, et avait recouvré son caractère affable et expansif. Il
y revint deux ans plus tard, non comme malade, mais plutôt à titre de reconnaissance et pour faire connaître à Mme de Bréa la résidence où il avait
retrouvé les forces et la santé, qu'une tristesse profonde, suite de la perte
d'une fille unique, avait altérées.

   3ᵉ OBSERVATION (Notice du docteur Teste, Paris, 1846, p. 11). — *Signes
d'inflammation du tube digestif, dyspepsie. — Guérison.*

« M. le vice-amiral D....., sur l'avis de M. Lebreton, arrive à Bagnoles dans
» les premiers jours de juin. M. D..... a soixante-huit ans ; sa constitution me

» paraît profondément altérée et présente tous les signes d'une subinflam-
» mation du tube digestif; absence totale d'appétit, prostration générale,
» accablement de l'esprit et du corps, mouvement fébrile du pouls, pres-
» que sans interruption ; coloration paille ou terreuse de la peau, petite
» diarrhée chronique que rien n'a pu suspendre. En somme, M. D.... me
» paraît dans une situation d'autant plus grave que son âge, déjà avancé,
» diminue beaucoup ses chances de guérison. Or, le 1er juillet, sans avoir
» pris d'autres remèdes que les eaux, M. D.... quitte Bagnoles, je ne
» dis pas seulement convalescent, mais si parfaitement rétabli, que je lui
» dis en riant, je m'en souviens : Partez, amiral, vous mangez trop ici ;
» un excès de santé pourrait devenir dangereux à votre âge. »

4ᵉ Observation (Notice de M. Lebreton, Paris, 1851, p. 20). — *Convales-
cence difficile de fièvre typhoïde. — État cachectique. — Signes d'inflammation gastro-intestinale. — Guérison.*

« Un de nos célèbres professeurs de Paris envoya à Bagnoles une jeune
» fille qui, à la suite d'une fièvre typhoïde, était dans un état cachectique
» qui laissait peu d'espoir de guérison. Elle vivait de quelques tasses de lait,
» qu'elle ne tolérait même qu'accompagné d'opiacés ; la langue rouge,
» avec des symptômes d'inflammation gastro-intestinale, elle ne pouvait
» supporter aucune médication, aucune alimentation. D'une pâleur exces-
» sive, complétement exsangue, ses jambes ne pouvaient la supporter ; amé-
» norrhée, constipation invincible, insomnie, etc. Elle avait inutilement
» essayé de plusieurs sources minérales.
» Quinze jours après son arrivée, elle commençait à manger ; le sommeil,
» les forces, une légère coloration, revenaient. Enfin elle partit au bout de
» deux mois, mangeant, digérant et dans un état qui permettait l'em-
» ploi de moyens qui devaient assurer une guérison qu'elle ne pouvait
» espérer avant l'usage des eaux de Bagnoles. »

Nous sommes en mesure d'assurer que depuis ce temps cette guérison
s'est parfaitement confirmée.

5ᵉ Observation (M. Lebreton, *loc. cit.*). — *Gastralgie aiguë opiniâtre. —
Guérison.*

« Une des illustrations maritimes de notre pays, l'amiral ***, avait,
» depuis de longues années, une vie attristée par toutes les tortures d'une
» gastralgie aiguë. La nature de ses occupations lui avait fait essayer de
» tous les climats. Il avait inutilement employé de tous les moyens théra-
» peutiques, de toutes les eaux minérales. N'osant plus manger, il était
» arrivé à une maigreur excessive. Mon père l'envoya à Bagnoles, et en
» quelques jours seulement l'amiral vit disparaître ses douleurs et retrouva
» appétit, digestion et repos. »

6ᵉ Observation (M. Lebreton, *loc. cit.*). — *Gastralgie aiguë. — Vomissement. —
Guérison.*

« Un jeune prêtre, atteint depuis deux années d'une gastralgie aiguë avec

» les plus vives douleurs, des plexus nerveux de l'estomac et de l'abdomen,
» s'étendant sur le trajet de tous les nerfs intercostaux jusqu'aux lombes,
» était sujet à des vomissements fréquents. Il avait alternativement essayé
» de toutes les médications, de tous les régimes, et depuis deux mois ne vi-
» vait plus que de quelques tasses de lait. Lorsque, après l'avoir examiné,
» je l'engageai à prendre des aliments, tout en faisant usage des eaux de Ba-
» gnoles, il m'exprima de telles craintes qu'elles eussent paru exagérées à
» des médecins eux-mêmes qui, commè moi, n'auraient pas été si profondé-
» ment convaincus par ce que j'ai vu, et surtout par ce que j'ai éprouvé moi-
» même, des intolérables douleurs causées par l'alimentation dans un état
» semblable au sien.

» Cependant, cédant à mes instances, il commença à manger, et, sous
» l'influence de l'eau de Bagnoles, il ne vit plus reparaître un seul vomis-
» sement; il ne souffrait plus, et, dès lors, j'eus presque les mêmes difficul-
» tés à contenir son avidité que j'avais eu de peine à obtenir qu'il prît
» quelques aliments. Au bout d'un mois, il quitta Bagnoles complétement
» guéri. »

7° OBSERVATION (M. Lebreton, *lot. cit.*). — *Cardialgie.* — *Vomissements,*
symptômes nerveux inquiétants. — Guérison.

« Une dame de Nantes, âgée de cinquante ans, était depuis plusieurs an-
» nées en proie à des douleurs cardialgiques accompagnées de symptômes
» qui lui causaient de vives terreurs. Elle éprouvait après chaque repas
» des palpitations, des refroidissements et des étourdissements qui l'obli-
» geaient à se coucher. Depuis deux mois surtout, les vomissements, qui de-
» venaient plus fréquents, mettaient sa vie en danger. La maigreur, la sé-
» cheresse et la coloration cachectique de la peau, étaient excessives ; le
» système musculaire était presque atrophié. Chez cette malade, qui arri-
» vait avec la persuasion qu'elle devait manger après chaque vomissement,
» car elle disait alors qu'elle perdait toutes ses forces, ce que j'eus le plus
» de peine à obtenir fut qu'elle se soumît à un régime assez sévère. Pen-
» dant le cours du premier mois qu'elle passa à Bagnoles, les vomissements
» diminuèrent graduellement, et quand vint la fin du deuxième mois elle
» partit. Ses fonctions digestives s'accomplissaient régulièrement, et elle
» avait recouvré des forces musculaires et un commencement d'embon-
» point. »

8° OBSERVATION (M. Lebreton, *loc. cit.*). — *Dyspepsie, suite de fièvre typhoïde,*
dépérissement extrême, surexcitation nerveuse. — Guérison complétée par quel-
ques bains de mer.

« Une jeune femme de Paris, Mme de R..., était depuis trois ans, à la suite
» d'une fièvre typhoïde, dans un état de véritable dépérissement. L'amai-
» grissement était squelettique, malgré une alimentation abondante et assez
» régulière ; mais aucune réparation. Les aliments n'étaient pas digérés ;
» constipation invincible, aménorrhée ; refroidissement général, mais sur-
» tout des extrémités, que rien ne pouvait réchauffer. Elle avait essayé

» sans succès de tous les toniques, des ferrugineux, et à plusieurs reprises
» des bains de mer, des bains de rivière, qui lui causaient invariablement
» de la fièvre, de l'insomnie, une surexcitation nerveuse intolérable. Après
» un mois de séjour à Bagnoles, elle avait retrouvé des forces digestives, des
» forces générales, de la coloration à la peau. Quelques bains de mer, que je
» lui conseillai alors immédiatement après l'usage des eaux minérales,
» complétèrent la guérison. »

9ᵉ OBSERVATION (M. Lebreton, *loc. cit.*). — *Dyspepsie, avec retentissement
sur les facultés intellectuelles. — Guérison.*

« Un jeune homme de trente-cinq ans, atteint depuis quelques mois
» d'une dyspepsie, est arrivé de Paris dans un état de langueur et de dé-
» couragement profonds. D'une bonne constitution et doué jusque là
» d'intelligence et de courage, il disait qu'il avait perdu la mémoire, toute
» faculté du cerveau, et je l'ai quelquefois trouvé pendant les premiers
» jours versant d'abondantes larmes. Il me disait qu'il se sentait mourir.
» Cependant il mangeait assez régulièrement et sans éprouver de douleurs
» gastralgiques. Constipation opiniâtre. En quinze jours, il éprouva une
» amélioration si rapide, qu'il ne cessait de répéter que les accidents sus-
» pendus allaient reparaître; ce qui n'empêcha pas qu'au bout de six
» semaines il partit entièrement guér . »

Après avoir rapporté des faits parmi lesquels ces dernières observations
ont été choisies, M. Lebreton ajoute :

» Dans ces quelques faits pris au hasard au milieu d'un grand nombre
» d'observations, je n'ai point rapporté d'exemples de malades qui, sans
» présenter tout l'ensemble des caractères de la dyspepsie et de la cardial-
» gie, offraient cependant un ou plusieurs des symptômes qui se rattachent
» à ces maladies. Les uns arrivaient avec de vives douleurs, les autres avec
» de la diarrhée chronique ; tel ne présentait qu'une simple difficulté dans
» la digestion, tel autre n'accusait qu'un état anémique ou des troubles
» nerveux généraux ; tous se trouvaient merveilleusement de l'emploi des
» eaux de Bagnoles, qu'ils quittaient débarrassés des accidents qui les
» avaient amenés.

» La dernière épidémie du choléra m'a offert un nouvel exemple bien
» frappant de leur puissante efficacité dans les convalescences, ordinaire-
» ment si lentes, de cette cruelle maladie.

» Plusieurs soldats d'Afrique, des marins qui, par suite d'un séjour pro-
» longé dans les climats chauds, arrivaient avec le teint prononcé des
» cachexies, une atonie profonde de tout le tube digestif, voyaient rapide-
» ment reparaître, pendant leur séjour à Bagnoles, l'appétit, la coloration
» de la peau, le retour des forces. »

Un traitement à Bagnoles ne réussit pas moins bien dans ces diarrhées
chroniques dues à un état atonique des intestins, qui s'accompagnent souvent de troubles dyspeptiques variés, ou en sont même la conséquence. Il
est inutile de dire qu'elles sont impuissantes dans les diarrhées liées à une
désorganisation des parois intestinales (tubercules péritonaux, ulcérations

tuberculeuses, cancéreuses, abcès circonvoisins ouverts dans l'intestin, etc.).

Le docteur Piette disait : « Je les ai vues guérir des cours de ventre opiniâ-tres, des jaunisses invétérées, des obstructions du bas-ventre.» Sans doute, la réputation des eaux de Bagnoles dans des diarrhées chroniques repose sur des bases solides, mais je crois qu'on doit être très réservé dans les promesses de guérison faites aux personnes atteintes de *jaunisses invétérées*, car beaucoup de ces sortes d'*ictères* tiennent à des lésions organiques (cancers, tubercules, hydatides) contre lesquelles les eaux minérales ne peuvent rien, pas plus que tout autre médicament. Un certain nombre d'*ictères* sont dus à des calculs biliaires, à des engorgements simples du foie : à ceux-ci Vichy convient mieux que Bagnoles; d'autres enfin sont liés à une irritation chronique ou à un simple trouble fonctionnel des intestins, principalement de leur portion duodénale. Alors les eaux de Bagnoles ont été appliquées avec succès.

Je vais mettre sous les yeux du lecteur quelques exemples de guérison de diarrhées chroniques.

10ᵉ Observation (M. le docteur Perrinet). — *Diarrhée incoercible, ballonnement et douleurs du ventre. — Guérison.*

« Un jeune homme de 28 ans, d'une constitution frêle et délicate, fut pris
» en 1832 d'une diarrhée à laquelle on opposa des astringents, des opia-
» cés, une alimentation légère, et enfin la diète lactée, qui le remit debout.
» Cependant, depuis cette époque jusqu'en 1841, l'estomac et les intestins
» éprouvèrent à différentes reprises des dérangements qui exigèrent alors
» chaque fois un régime sévère et un traitement actif. Il se trouvait bien,
» quand, vers le mois d'octobre de la même année, il fut repris d'une nou-
» velle diarrhée qui s'accompagna de douleurs aiguës dans la région de
» l'estomac, de vomissements avec fièvre. Le malade fut obligé de garder
» le lit pendant huit jours. Les lavements opiacés, la décoction blanche de
» Sydenham, etc., apportèrent du soulagement, mais ne le guérirent pas.
» Il traîna une malheureuse existence jusqu'au 2 juillet 1842, époque où il
» arriva à Bagnoles dans un état de maigreur, de dépérissement et de fai-
» blesse extrêmes, le visage pâle et les traits altérés, une diarrhée conti-
» nuelle, peu ou pas de fièvre. Néanmoins, ses repas se composaient de
» bouillon de poulet, de gelée de volaille, après avoir été toujours précédés
» de quelques gouttes de laudanum. Une alimentation plus substantielle
» augmentait ses souffrances.
» A peine installé, M.*** se mit à l'usage de l'eau minérale pour boisson,
» et prit un bain par jour. Dès le troisième jour, le malade pouvait digérer
» le pain, en petite quantité à la vérité, les œufs, une côtelette. Quelque
» temps après, les selles devinrent plus rares et plus consistantes. Au bout
» de trois semaines, elles étaient solides; trois semaines après, il mangeait
» et digérait à merveille pain, viande, légumes. Enfin, M.*** partit le
» 10 août dans un état de santé des plus satisfaisants et qui s'est maintenu
» tel. »

11e Observation (M. Lebreton, *loc. cit.*, p. 23). — *Diarrhée lientérique, suite d'une dyssenterie adynamique.* — *État général grave.* — *Guérison.*

« M. B... était atteint, à la suite d'une dyssenterie adynamique, d'une
» affection des voies digestives qui depuis deux ans résistait à toutes les
» médications, à tous les soins hygiéniques, et mettait sa vie en danger.
» Tous les aliments, quels qu'ils fussent, traversaient le tube intestinal
» sans qu'ils eussent subi aucun changement, aucun commencement de
» digestion. Il en résultait une faiblesse extrême, avec pâleur et petitesse
» du pouls, dépérissement excessif, tous les symptômes enfin qui faisaient
» porter sur le malade le pronostic le plus grave. Après deux mois de
» séjour à Bagnoles, il partit en pleine voie de guérison, ce qui était
» attesté par la régularité des digestions, l'assimilation réparatrice des
» aliments, le retour de la coloration des capillaires de la peau et même
» par un commencement d'embonpoint. »

12e Observation (M. Lebreton, *loc. cit.*, p. 23). — *Lienterie accompagnée de douleurs vives.* — *Guérison.*

« Un jeune professeur de mathématiques, vint de Paris avec une affec-
» tion caractérisée par des phénomènes de même nature ; seulement, les
» évacuations étaient accompagnées de douleurs vives. Même faiblesse,
» même dépérissement. Chez ce malade, l'usage des eaux rétablit plus
» promptement encore la régularité des digestions et de l'assimilation. Je
» l'engageai à passer un mois au bord de la mer après son séjour à Bagnoles,
» et il retourna à Paris complétement guéri. »

A côté de ces faits, je pourrais placer l'histoire d'une personne qui me
touche de près, et chez laquelle j'ai pu suivre exactement et la marche des
accidents et l'effet des diverses médications employées. Cette observation
pourra paraître intéressante, d'abord à cause de la bizarrerie de quelques
phénomènes qu'on y trouvera consignés, ensuite à cause de la ténacité
de la maladie dont les eaux de Bagnoles ont triomphé, et surtout parcequ'il deviendra évident que c'est à elles seules qu'on doit le succès, et in-
dépendamment des changements de lieu, de nourriture, etc.

Il s'agit d'un jeune homme de vingt ans, d'une bonne constitution, qui,
un an avant son arrivée à Paris, et habitant alors une ville de la Mayenne
réputée pour sa salubrité, fut pris d'une diarrhée qui présenta d'abord cette
singularité qu'elle était périodique. Elle revenait exactement tous les di-
manches (quatre à cinq selles liquides). Il séjourna quelques mois dans une
ville de Normandie, et puis enfin à Paris.

Les accidents persistaient avec le même caractère. Cependant il n'avait
jamais donné de signes d'intoxication paludéenne. Me souvenant des enseignements de M. Chomel sur la coïncidence de ces phénomènes pério-
diques de dyspepsie avec la périodicité des causes propres à les produire,
je cherchai si, dans son régime, quelque particularité ne pourrait pas donner l'explication de cette intermittence. Je rompis toutes ses habitudes :

le dimanche, ainsi que le vendredi et le samedi, je changeai la nature de ses aliments, ses heures de repas ; j'essayai de l'exercice, du repos : tout fut inutile. Cependant sa diarrhée finit par perdre son caractère périodique, mais pour devenir plus fréquente. Tous les deux ou trois jours, le malade avait pendant une journée quatre ou cinq évacuations liquides, jaunes, parfois lientériques, survenant surtout après le repas, quelquefois, mais rarement, accompagnées de légères coliques. De l'affaiblissement musculaire, de l'abattement moral, du dégoût pour l'étude, furent la suite de cet état. Du reste, aucun signe de souffrance du côté du ventricule ; pas d'amaigrissement notable, pas de toux. Le régime suivi était excellent : viandes grillées, rôties, pas de fruits ni de légumes, dont l'usage exaspérait sensiblement les symptômes ; pour boisson, eau rougie ou bière. Je fis appel à tous les moyens usités en pareil cas, à toutes les classes de médicaments, diète alimentaire, lactée, opiacés, amers, astringents, toniques (extrait thébaïque, diascordium, quinquina, vin de Simarouba, etc.) ; tout échoua : le seul moyen dont il semblait qu'on tirât quelque profit était l'administration après le repas d'une cuillerée de vieux vin d'Alicante. Ce fut dans ces circonstances que ce jeune homme arriva à Bagnoles. Il y séjourna trois mois, et, sans autre médication que l'eau prise en boisson, sa maladie fut si heureusement modifiée qu'il n'eut pas de diarrhée pendant son séjour. Il put passer l'hiver suivant à Paris dans des conditions infiniment meilleures, et à peine la diarrhée reparaissait-elle une ou deux fois par mois et avec peu d'intensité. Une seconde saison acheva cette guérison, qui peut être aujourd'hui considérée comme complète. M. *** habite encore Paris ; seulement uné stricte sévérité dans le régime est toujours nécessaire.

De l'usage des eaux de Bagnoles dans la chlorose.

En regard de ces troubles dyspeptiques divers, il faut mettre la *chlorose*, à laquelle ils se rattachent presque toujours comme cause ou effet. En songeant aux liens qui enchaînent si étroitement ces différentes classes d'affections, on pourrait prévoir les avantages qu'on peut obtenir de l'eau de Bagnoles dans les pâles couleurs ; et, en effet, tous les auteurs sont d'accord sur ce point ; et on n'agit pas seulement ici par l'eau de la *source ferrugineuse froide*, par les bains de piscine, les distractions, etc. ; tout én tenant compte de ces puissants moyens d'action, il faut dire que l'eau de la *source thermale* en boisson opère souvent des cures alors que le fer ne peut plus être supporté, que les voyages n'ont pas opéré le bien qu'on en attendait.

Feu le docteur Piette, dont on aime toujours à invoquer l'expérience et la probité, s'exprime ainsi : « Je les ai souvent conseillées avec succès pour » rétablir les règles supprimées, en renouer l'ordre périodique, et même » pour les hémorrhoïdes, *les pâles couleurs et les flueurs blanches*. »

Après une dissertation sur les indications des eaux de Bagnoles dans les états gastralgiques et les maux de nerfs, M. Lédemé établit six grandes classes de maladies dans lesquelles leur efficacité lui a paru à peu près égale, et il place la chlorose dans sa sixième classe, à côté des *suites de couches, lait épanché, engorgements de l'utérus, relâchements, flueurs blanches, leucorrhée.*

M. le docteur Teste a aussi observé bon nombre de guérisons chez les chlorotiques.

« J'ai recueilli depuis trois ans, dit M. Lebreton, près de deux cents
» observations qui, sans présenter le caractère de gravité des exemples que
» j'ai cités, ne sont pas moins importantes par leur fréquence que par les
» résultats obtenus : je veux parler de jeunes filles chlorotiques, de jeunes
» femmes avec cette prédominance lymphatique qui imprime à toute leur
» personne un cachet de souffrance et de tristesse qui leur rend l'existence
» si pénible. Toutes présentaient le même cortége de symptômes : décolo-
» ration du teint, langueur physique et morale, humeur capricieuse, pa-
» resse à marcher, maux de reins, leucorrhée, tiraillements d'estomac,
» diarrhée ou constipation, appétit irrégulier, bizarre ou manquant entiè-
» rement.

» Je l'affirme, toutes guérissent ou voient du moins cesser la plus grande
» partie de ces accidents. Ainsi, constamment, retour de l'appétit, des di-
» gestions faciles ; suppression des pertes blanches et des maux de reins.
» Les forces renaissent, la marche devient aisée, le teint se ravive, enfin le
» bien-être général qu'elles éprouvent leur fait ressentir pour ainsi dire
» le commencement d'une nouvelle vie. »

A tous ces témoignages qu'il me soit permis de joindre la narration d'un fait qui m'a vivement frappé entre les autres, tant à cause de la gravité du mal et de l'impuissance des traitements auxquels on eut recours que par la promptitude du rétablissement effectué à Bagnoles.

13ᵉ OBSERVATION. *Chlorose grave datant de deux ans. — Guérison rapide.*

Une jeune fille appartenant à une riche famille du Maine, ayant toujours joui d'une bonne santé, sans antécédents tuberculeux parmi ses pro-
ches, vivant dans les meilleures conditions hygiéniques, ressentit, à l'âge
de 17 ans, des troubles chlorotiques d'abord peu marqués, mais qui s'ag-
gravèrent pendant deux ans d'une manière incessante. Quoiqu'on meure
rarement d'une chlorose simple, les accidents en étaient arrivés à un tel
point, qu'on pouvait craindre pour la vie de cette jeune fille, si la maladie
n'était enrayée. Pendant deux ans, celle-ci tint en échec les soins les mieux
entendus, les médications les mieux dirigées. On se servit des toniques, des
antiscorbutiques, des antigastralgiques ; la liste des préparations martiales
fut épuisée. Dans le but d'unir les bienfaits de l'exercice à ceux d'une eau
ferrugineuse, le médecin avait conseillé avec raison d'aller boire tous les
jours les eaux d'une fontaine chargée de fer située à quelque distance de
la ville qu'elle habitait et fort en renom dans le pays. Mais bientôt la faiblesse obligea Mademoiselle *** à renoncer à cette promenade salutaire. Ce
fut alors qu'on l'envoya à Bagnoles. A son arrivée, sa faiblesse était telle,
qu'elle ne pouvait faire un pas sans éprouver d'affreuses palpitations ; si

elle persistait à se donner du mouvement, elle avait des lipothymies. Elle en était venue à manger exclusivement de la salade et autres aliments annalogues; toute autre espèce de nourriture provoquait un dégoût insurmontable : douleurs gastralgiques, vomissements, décoloration de la peau et des muqueuses, amaigrissement considérable, bruit de souffle dans les vaisseaux. Mademoiselle *** était en proie à un ennui invincible, à un découragement profond.

Les huit premiers jours de sa résidence à Bagnoles n'amenèrent pas d'amélioration notable; les douleurs gastralgiques conservaient la même intensité, peut-être même furent-elles un moment augmentées. On les combattit avantageusement avec du s.-nitrate de bismuth. A partir du moment où elles cédèrent, les progrès vers la guérison furent rapides. Les battements de cœur disparurent promptement; la coloration, l'embonpoint, revinrent à grands pas. Mademoiselle *** recouvra sa gaîté naturelle. Elle partit après trois semaines de séjour. Depuis quatre ans, cette cure ne s'est pas démentie.

Des eaux de Bagnoles dans les maux de nerfs.

Cette maladie protéiforme qu'on a désignée sous le nom de maux de nerfs, de vapeurs, d'état nerveux, à laquelle se rattachent tant de symptômes variés et extraordinaires coïncidant le plus souvent avec la chlorose et la dyspepsie, et pouvant néanmoins se rencontrer dégagée de toute autre affection, se trouve parfaitement bien des eaux de Bagnoles. M. Lédemé est le médecin qui a le plus insisté sur ce point de pratique.

« Je n'ai pas, dit-il, la prétention d'obtenir des guérisons complètes et » définitives : la thérapeutique ne possède peut-être pas un seul agent capable d'un tel résultat; mais n'est-ce pas déjà beaucoup que d'atténuer le » mal, que de soulager le malade au point de lui faire oublier ses tourments, surtout quand cette amélioration s'obtient par un moyen doux et » inoffensif qui vient en aide au malade après des années d'essais infructueux et de souffrances inutiles? Je signale cette propriété dans les eaux » de Bagnoles, parcequ'elle m'a paru évidente, parcequ'elle est certainement indépendante des circonstances accessoires des eaux, parceque les » faits qui l'attestent sont trop nombreux, parcequ'ils ont été trop bien et » trop unanimement observés par moi et mon prédécesseur le docteur » Poullain, pour que je puisse les méconnaître. »

M. Lédemé a raconté dans son rapport la guérison et l'histoire d'une de ces curieuses maladies chez un homme déjà avancé en âge.

14e Observation. — *Affection nerveuse, amendement considérable.*

« M. V... est âgé de soixante et quelques années; il est petit, d'un » tempérament qui tient un peu du *sanguin* et plus encore du nerveux, » d'une bonne constitution. Toute sa vie a été fort occupée, tant sous le » rapport des intérêts commerciaux, auxquels il a été mêlé, que sous celui » des travaux scientifiques, auxquels ils s'est adonné avec énergie et pas-

» sion. Doué d'une profonde et vive sensibilité, s'il a éprouvé les heureux
» effets d'une vie intérieure parfaite, il a ressenti non moins péniblement
» deux genres de chagrins domestiques qui n'étaient dus qu'à des circon-
» stances indépendantes de la raison humaine. Il y a quelques années,
» M. V... commença à ressentir à Paris, qu'il habite la majeure partie
» de l'année, un sentiment de fatigue cérébrale qui lui faisait perdre une
» partie de l'aptitude qu'il avait au travail de cabinet; et cependant, ainsi
» que cela arrive souvent, le besoin de travailler se faisait sentir aussi vive-
» ment que de coutume. A ces premiers symptômes il s'en joignit bientôt
» d'autres. Il se manifestait un tintouin qui déjà existait, à la vérité, mais
» d'une manière faible, et qui devint journalier et fort désagréable par
» instants. Il se déclara un sentiment d'inquiétude nerveuse générale,
» bientôt de légers mouvements spasmodiques, accompagnés de malaise
» et de fatigue qui allaient jusqu'à la courbature, pour peu que le malade
» voulût essayer un peu d'exercice. Les nuits se passaient en grande partie
» sans sommeil, et un besoin irrésistible et insupportable de penser et tra-
» vailler tourmentait continuellement son imagination. Le peu de sommeil
» qui venait vers le matin n'était point réparateur. Le malade se sentait
» accablé, et ce n'était que peu à peu et par effort qu'il parvenait à se re-
» monter un peu pour prendre part aux affaires ordinaires de la vie. De
» tous ces symptômes nerveux, les tiraillements involontaires et convulsifs
» qui affectaient les muscles de la vie de relation, dans leur totalité, étaient
» ce qui gênait et tourmentait le plus le malade. Poussés un peu plus loin,
» ils auraient pris le caractère d'une véritable *chorée très caractérisée*. A
» l'exception des fonctions digestives, qui depuis long-temps offraient de
» l'irrégularité et de la bizarrerie, le reste de l'organisme ne semblait pas
» troublé. A cet état on n'avait opposé que le repos et le séjour à la cam-
» pagne. On pensait justement que, le point de départ étant une surexcita-
» tion cérébrale, ces moyens seuls amèneraient une amélioration. Il n'en
» fut rien cependant, et, lorsqu'au mois de juillet 1842, ce malade vint à
» Bagnoles, son état s'aggravait plutôt qu'il ne s'améliorait, malgré le
» repos et le séjour qu'à différentes reprises il avait fait à la campagne.

» M. V... a séjourné environ quarante jours à Bagnoles. Chaque jour
» il a pris un bain de 40 à 45 minutes, variant entre 25 et 26 degrés Réau-
» mur; il a fait usage de l'eau thermale à l'intérieur à doses de deux verres
» en quatre fois, mais aux repas on a été forcé d'en cesser l'usage. Son
» emploi semblait mal favoriser les digestions, ce qui est une exception
» formelle à l'universalité des cas.

» M. V... a éprouvé beaucoup d'effets physiologiques de l'eau de Ba-
» gnoles: elle l'a agité; parfois elle a augmenté tous les symptômes, sur-
» tout la privation de sommeil, les courbatures et les spasmes; souvent elle a
» causé la nuit une espèce de fièvre avec sueurs, ce qui est encore une ano-
» malie, car les chaleurs sont sèches chez les autres malades. Ces phénomènes
» ont duré jusqu'à la fin, bien qu'en s'affaiblissant. En partant, le malade sem-
» blait débarrassé de ses spasmes; mais c'était la seule amélioration dont
» il convint. Depuis nous avons reçu de fréquentes nouvelles de son état,

» et aujourd'hui nous avons l'assurance que l'amélioration a toujours été
» en croissant ; que non seulement les spasmes sont passés, mais que le
» sommeil est satisfaisant ; que toute inquiétude et excitation cérébrale s'est
» calmée ; en un mot, que M. V..., qui convient difficilement de son amé-
» lioration, se trouve incomparablement mieux, parfaitement soulagé et
» remis même par le séjour qu'il a fait à Bagnoles. »

Des Eaux de Bagnoles dans la stérilité.

Comme conséquence d'une mobilité nerveuse excessive, de la chlorose,
des flueurs blanches très abondantes, il n'est pas rare de voir des stérilités
absolues ; mais ce qui est plus fréquent encore c'est de voir de jeunes femmes frêles, lymphatiques, nerveuses, devenir enceintes un plus ou moins
grand nombre de fois, et avorter fatalement après quelques mois de gros-
sesse. Il semble que l'utérus ne possede pas la force nécessaire pour retenir
le fruit de la conception. Il ne faut pas confondre ces accidents avec ceux
de la pléthore, dans laquelle la fluxion mensuelle vers la matrice provoque
des hémorrhagies qui entraînent l'expulsion de l'œuf. Ici la saignée, les dé-
bilitants, sont formellement indiqués. Dans les précédents, au contraire,
c'est aux toniques de toute espèce qu'il faut s'adresser. C'est une nécessité
sur laquelle les accoucheurs sont bien édifiés maintenant. On comprend
tout le secours qu'on peut attendre alors des eaux de Bagnoles. Plus d'une
femme, après des fausses couches répétées, leur doit enfin le bonheur d'être
mères. Ainsi s'explique cette tradition, transmise par les vieilles chroniques
et si souvent rappelée, à savoir : *que les dames de Normandie venaient aux
eaux de Bagnoles pour guérir leur stérilité* ; car on ne nous prêtera pas
gratuitement, j'espère, l'absurde pensée de les vanter contre toute espèce de
stérilité. Un trop grand nombre d'entre elles résultent de vices de confor-
mation, de déplacements, de lésions matérielles des organes générateurs,
et contre lesquels les ressources de la chirurgie elle-même sont trop souvent insuffisantes.

*Des Eaux de Bagnoles dans les scrofules et les affections des os, des tissus
fibreux et des articulations.*

On conçoit que les scrofules (exemptes de complication du côté du
poumon), auxquelles conviennent les analeptiques, les toniques, les excitants, doivent être traitées avec avantage par les eaux de Bagnoles et par
les émanations embaumées des sapins de la montagne, émanations auxquelles Bordeu attachait tant d'importance dans les Pyrénées. Aussi tous
ces enfants qui arrivent avec un teint blafard, une diarrhée incessante, du
ballonnement du ventre, de la débilité musculaire, des engorgements ganglionnaires, repartent-ils vigoureux, enjoués, débarrassés de leur diarrhée
et de leurs glandes, pourvu que celles-ci ne contiennent pas de matière
tuberculeuse.

Les eaux de Bagnoles devraient être l'hygiène de tous les enfants des
grandes villes, de tous les enfants languissants, disait à M. Lebreton, dans

son enthousiasme maternel, une dame qui voyait guérir par leur usage
deux jeunes enfants qu'elle traitait inutilement depuis de longues années
par toutes les préparations toniques, analeptiques et ferrugineuses.

Les deux faits qu'on va lire, recueillis par M. Lebreton, sont, comme il
le fait observer, bien intéressants, et par leur gravité et par les résultats
obtenus.

15e Observation. — « Un jeune enfant de six ans, voisin de Bagnoles,
» d'une constitution scrofuleuse, avait, depuis plusieurs mois, les jambes
» paralysées par un commencement de déviation de la colonne vertébrale,
» résultant d'une extrême faiblesse des muscles et des ligaments. Deux
» mois après l'usage des eaux, il commençait à marcher, et le troisième
» mois voyait s'accomplir sa guérison. »

16e Observation. — « Une jeune fille de douze ans, à laquelle le pro-
» priétaire fit par charité donner de l'eau et des bains, dont je n'espérais
» aucun résultat, tant le rachitisme avait altéré sa constitution, fut appor-
» tée à Bagnoles ayant la colonne vertébrale entièrement courbée, les jam-
» bes fléchies au point que le menton touchait presque les genoux; et
» cependant, à la fin de la saison, cette malheureuse enfant marchait et se
» tenait à peu près droite. »

Lorsque, portant plus profondément ses ravages, le vice scrofuleux,
compliqué ou non de rhumatismes, a compromis les articulations, enflammé
le périoste, carrié ou nécrosé les os, les bains de Bagnoles, bien qu'échouant
plus souvent, méritent encore une confiance justifiée par de belles guérisons. Je vais rapporter deux observations qui sont dignes de fixer sérieusement l'attention.

17e Observation (M. le docteur Perrinet). — *Coxalgie double, suite de
rhumatisme chez un sujet scrofuleux. — Amendement considérable.*

« Georges Cousin de la Barroche-Gondoin (Mayenne), admis gratuitement
» et âgé de dix-sept ans, de constitution faible et scrofuleuse, fut affecté,
» il y a environ deux ans, d'un rhumatisme articulaire.

» Un cordon d'engorgements ganglionnaires se manifeste à la partie in-
» terne de la cuisse, à partir de l'aine jusqu'au genou. La fièvre fut violente,
» les douleurs atroces. Cette affection se borna aux membres inférieurs,
» dont les articles furent envahis les uns après les autres.

» L'inflammation devint chronique et se cantonna dans les articulations
» coxo-fémorales, qui étaient sans mouvement aucun, principalement du
» côté droit, l'articulation étant restée gonflée et sensible au toucher. Telle
» était la désolante position de ce jeune homme à son entrée à Bagnoles;
» ne pouvant exercer de locomotion ou changer de place qu'appuyé sur
» deux béquilles, projetant en avant et tout à la fois ses deux membres pel-
» viens. Le mouvement de toute cette partie du corps se passait alors dans
» les jointures des dernières vertèbres lombaires.

» Après avoir séjourné un mois à l'établissement, le jeune Cousin s'en est
» allé avec beaucoup plus de liberté dans les articulations des hanches, les

» genoux pouvant s'écarter l'un de l'autre à la distance d'un décimètre. Il
» a pu, avant son départ, laisser ses béquilles et marcher à l'aide d'un
» seul bâton, et parfois même sans ce secours, en donnant à ses pas 364
» millimètres d'étendue. »

18ᵉ OBSERVATION (Rapport de M. le docteur Lédemé). — *Tumeur blanche*
avec plaies fistuleuses. Guérison.

« Le nommé Blanchard, âgé de dix-neuf ans, originaire de la Chapelle-
» Moche, canton de Juvigny-sous-Audaine, d'un tempérament qui n'a rien
» de lymphatique en apparence, d'une constitution qui ne semble pas mau-
» vaise, d'une taille et de force moyennes, travaillait comme domestique
» dans une ferme lorsqu'il fut pris, dans l'année 1830, d'un gonflement
» douloureux de l'articulation tibio-tarsienne du côté gauche, auquel il ne
» fit qu'une médiocre attention. Au bout de six mois, ces premiers sym-
» ptômes augmentèrent. Le malade fut bientôt obligé de cesser de travailler
» et de quitter ses maîtres. Il tomba dans la misère. En moins d'un an, il
» s'était formé des abcès autour de l'articulation, qui avait triplé de vo-
» lume. La peau en était violacée, empâtée, la sensibilité exquise, et sept
» plaies fistuleuses, donnant un pus séreux, tachant le linge en noir, témoi-
» gnaient assez de l'altération des surfaces articulaires. Le malade ne pou-
» vait pas s'appuyer sur ce pied. Ce fut en cet état qu'il se présenta à notre
» observation, dans l'année 1831, pour entrer à l'hôpital civil de Dom-
» front. Nous l'y fîmes placer. Après un mûr examen, ce jeune homme
» me sembla, comme au chirurgien de l'établissement, n'avoir d'espérance
» fondée que dans l'opération. Elle lui fut proposée, mais il refusa avec
» une énergie qui ne laissait aucun espoir de vaincre son obstination. On
» le garda néanmoins huit mois dans l'hôpital, où il fut soumis à des trai-
» tements basés sur les préparations iodées, le quinquina et les amers in-
» digènes. On n'obtint aucun résultat. Au bout de ce temps, le malade,
» étant toujours dans les mêmes dispositions d'esprit, fut rendu à sa famille
» et considéré comme incurable. Sur ces entrefaites, sa marraine, veuve
» aisée, lui offrit de le placer à Bagnoles un mois ou deux pour essayer des
» bains. Le jeune homme accepta. Il était toujours dans le même état :
» *gonflement* pâteux, sensible et violacé, de l'articulation du pied ; douleurs
» profondes parfois dans l'intérieur des os de cette articulation ; *sept plaies*
» *fistuleuses suppurantes*, qui, sondées, donnent la certitude que les sur-
» faces osseuses sont altérées autour de l'articulation malade ; impossibilité
» de marcher ; pas de fièvre, si ce n'est quelques accès passagers ; commen-
» cement de dépérissement. Ce fut dans cette situation que le malade nous
» arriva à Bagnoles au mois de juin 1833. Nous n'espérions rien de l'effet
» des eaux. Néanmoins il fut mis au traitement suivant : régime anima-
» lisé, un demi-litre de vin par jour, tisane amère, bains chauds à 29°
» Réaumur de 30, 40, 50 et 60 minutes, douches à 45 et 48° R. de 10 à
» 15 minutes de durée. Le premier mois, on n'obtint qu'une diminution
» peu sensible dans la suppuration des fistules et une augmentation d'ap-
» pétit. Le malade buvait en tout par jour deux livres d'eau thermale. Le

» deuxième mois, deux des plaies fistuleuses se cicatrisèrent ; le gonflement
» diminua visiblement, et les douleurs devinrent presque nulles. Il y eut
» une rechute de quinze jours dans le troisième mois ; mais dans le qua-
» trième deux plaies seules restèrent fistuleuses. Le malade sortit, pouvant
» marcher très aisément en place droite, avec ou sans bâton ; mais il exi-
» stait de la sensibilité, ce qui annonçait que le repos était nécessaire
» encore. Nous perdîmes de vue le malade. Il nous revint l'année sui-
» vante. Trois de ses plaies s'étaient rouvertes, ce qui en portait le nombre
» à cinq, et ces dernières suppuraient faiblement. Il reprit en 1834 l'usage
» des eaux comme l'année précédente. Cette fois-ci, il y guérit complète-
» ment en moins de trois mois. Chacun a pu voir ce jeune homme exercer
» les fonctions de cireur dans l'établissement, ayant une ankylose à peu
» près complète du pied, mais marchant aussi solidement que celui auquel
» il n'est arrivé aucun accident. Cette observation me paraît un des plus
» beaux cas de guérison dont j'ai pu être témoin. »

En 1841, M. Lédemé rendit à sa famille, après trois mois de séjour à
Bagnoles, marchant sans béquilles et n'offrant plus aucun allongement du
membre, un enfant de onze ans ayant un commencement de luxation spon-
tanée de la hanche, avec un allongement de six centimètres. Il ne pouvait, à son arrivée, faire un pas sans béquilles.

M. Lebreton parle aussi de trois coxalgies, dont la première, avec allongement, chez un jeune garçon, se guérit complètement en une saison. Les
deux autres, chez des jeunes filles qui avaient cessé de marcher, furent
assez améliorées pour permettre de courtes promenades au moment où finit
la saison des bains.

Le même observateur a vu le liquide et l'engorgement de plusieurs hy-
dartroses simples disparaître facilement sous l'influence du traitement
thermal, bains et douches, administrés séparément ou simultanément, suivant les indications.

Des eaux de Bagnoles dans le rhumatisme et les maladies qui en dérivent.

Il n'est pas d'année qu'on n'enregistre à Bagnoles plusieurs cures, soit
de rhumatisme articulaire ou musculaire proprement dit, soit de ces affections variées qui naissent sous l'influence du vice rhumatismal. Telles sont
les maladies superficielles de la moelle ou plutôt de ses enveloppes, les contractures, les ankyloses, rétractions de tendons, etc. Je dirai la même chose
de la chorée, qui coïncide souvent avec la chlorose, et qui plus souvent encore relève du rhumatisme, ainsi que l'ont établi des observations de Bou-
teille, Sauvages, Bright, Babington, etc. ; un mémoire de Legrand et Chres-
tien ; et surtout un mémoire d'un savant médecin des hôpitaux, M. le docteur G. Sée, couronné par l'Académie de médecine.

D'après les relevés des médecins militaires, sur trois cent soixante-quatre
rhumatisants traités à Bagnoles, deux cent sept furent guéris sans récidive
dans les douze mois suivants ; quatre-vingt-cinq autres furent pareillement
guéris, mais avec quelques restes de douleurs, insuffisants pour les empê-
cher de reprendre le service ; soixante et un n'ont eu que des amendements

plus ou moins démentis dans l'hiver. Le reste a été peu ou point soulagé. Ce chiffre de succès est imposant, comme on le voit ; mais il ne faut pas se faire illusion : on n'obtient pas, ainsi que l'a fait remarquer le docteur Lédemé, d'aussi beaux résultats dans la pratique civile. C'est qu'en effet les malades ne restent pas pendant deux ou trois mois, comme le faisaient les militaires, et un séjour prolongé est la condition indispensable d'une guérison durable. D'un autre côté, on ne peut espérer d'eux la docilité que procure une discipline sévère. C'est en grande partie au rhumatisme qu'il faut rapporter les guérisons inscrites dans les paragraphes suivants du docteur Piette :

« J'ai vu un grand nombre d'ankyloses complétement guéries ; j'ai vu
» des militaires de tout rang y retrouver l'usage de membres affaiblis ou
» perclus par suite des fatigues et des privations inséparables de leur état ;
» j'ai vu une foule d'autres malades, venant à Bagnoles pour des douleurs,
» s'en retourner guéris, ou bien tellement soulagés qu'ils m'en exprimaient
» la même reconnaissance. Une dame de Laval, entre autres, accablée de
» douleurs, depuis plus de dix ans, à la suite de couches, bénissait la source
» de Bagnoles à l'égal des plus grands saints pour la guérison radicale
» qu'elle y avait trouvée, et qu'elle avait vainement demandée aux plus
» grands médecins de la capitale.

» En 1808, un capitaine de corsaire de Saint-Malo, perclus de tous les
» membres, le menton cloué sur une épaule, fut parfaitement guéri, et revint
» quelques années après, jouissant de toutes ses facultés, faire ses remer-
» cîments au médecin et à ses eaux bienfaisantes.

» En 1816, un officier de la garde, perclu de rhumatismes et de douleurs
» à la suite de la désastreuse retraite de Moscou, les deux bras fixés sur la
» poitrine, obtint la plus étonnante guérison qui se soit jamais vue à la
» source de Bagnoles.

» Une autre fois, j'ai vu une jeune personne, aujourd'hui épouse d'un célè-
» bre avocat de Paris, qui éprouva, vers l'âge de treize ans, une longue fièvre
» à la suite de laquelle elle perdit peu à peu l'usage de tous ses membres.
» La colonne vertébrale se courba, la tête s'abaissa jusqu'aux genoux ; il
» était impossible de la faire marcher. On avait tout tenté. Elle vint à Ba-
» gnoles ; et dès le troisième jour elle put se redresser ; au neuvième jour,
» elle marchait, et dans trois semaines elle fut parfaitement guérie. Je l'ai
» revue bien long-temps après. Elle nous visita même pour une suite de
» couches dont elle guérit parfaitement.

» Une autre dame de la province arriva à Bagnoles toute perclue des
» jambes et des cuisses, à la suite d'une maladie de nerfs qui durait depuis
» deux ans. Il fallait trois personnes pour la mettre au bain. En deux mois
» je la renvoyai guérie, au grand étonnement des baigneurs.

» Depuis quatre ans, un de mes amis, ennemi des remèdes, était demeuré
» paralysé par un rhumatisme chronique, sans vouloir faire aucune chose
» pour sortir de cet état. Je le décidai : il se fit transporter à Bagnoles, et en
» trois mois il se retrouva leste presque comme avant.

» Je ne finirais pas si je voulais rapporter tous les cas, car je puis sincè-

» rement affirmer avoir guéri ou vu guérir plus de mille malades à Ba-
» gnoles. »

Les quelques observations suivantes, choisies dans une foule d'autres
analogues, sont bien propres à prêter une nouvelle éloquence aux cures
racontées par feu le docteur Piette.

18e Observation. — *Rhumatisme fébrile datant de plus d'un an.* — *Guérison.*
(Extraite du rapport du docteur Lédemé.)

« Louis Poupin, de la commune de Champsecret (Orne), âgé de vingt-six
» ans, d'un tempérament lymphatico-nerveux, d'une bonne constitution,
» né de parents sains et d'une bonne santé habituelle, fut pris, dans le prin-
» temps de l'année 1839, d'un refroidissement des pieds qui gagnait suc-
» cessivement tout le corps, et cela tous les jours, une heure après être
» entré dans une cave où cet homme travaillait à son état de tisserand.
» En quinze jours, cette situation s'était empirée au point que tout le corps
» était le siége de douleurs aiguës qui allumaient une fièvre vive. Le ma-
» lade était littéralement cloué dans son lit. Ce ne fut pas tout. Bientôt le
» mal, qui semblait borné au système musculaire, envahit les articulations,
» qui se gonflèrent, devinrent excessivement douloureuses, et le malade
» se trouva raide et immobile comme une barre de fer. Il n'avait ni repos,
» ni relâche, ni sommeil. Un médecin, M. le docteur Hervy, fut appelé.
» Frappé d'une aussi horrible situation, il résolut d'attaquer énergique-
» ment ce rhumatisme si violent. Le malade fut saigné trois fois, mis à la
» diète et couvert de cataplasmes de la tête aux pieds, pendant quinze jours,
» sans la moindre rémission. On eut recours alors aux vomitifs à haute dose,
» aux purgatifs drastiques, sans plus d'amélioration. On prit le mal par les
» révulsifs. Quatorze vésicatoires volants furent appliqués sans plus de
» succès, malgré qu'on les eût saupoudrés de sels de morphine. Cependant,
» après un mois, il se montra quelque rémission dans le rhumatisme arti-
» culaire, bien que les douleurs eussent peu perdu de leur vivacité ; mais
» le gonflement avait disparu, et la fièvre avait perdu de sa violence. Elle
» était devenue comme nerveuse. On transporta ce malade à l'hospice de
» Domfront. Il y subit un traitement nouveau : 1° par l'opium à hautes
» doses en lavement ; 2° par les bains de vapeur sulfureux. On n'obtint
» aucuns résultats.
» Au 1er juin 1840, Poupin avait une fièvre qui ne le quittait pas et
» qui avait tous les caractères de cette fièvre lente, nerveuse, qui ressem-
» ble à certaines fièvres hectiques ; soif inextinguible, appétit nul, insomnie ;
» douleurs *térébrantes rongeantes* dans tous les muscles du tronc et des
» membres, au point que non seulement il ne pouvait marcher, mais
» que, levé, il ne pouvait se soutenir, et qu'il lui était impossible de tenir
» un bâton à la main. Admis gratuitement aux bains de Bagnoles, il lui
» fallut deux heures pour faire deux lieues en voiture. Tel était l'état dans
» lequel ce malade, que je connaissais, m'arriva le 2 juin de l'année 1840.
» Le malade fut soumis, lors de son entrée, au traitement suivant : ré-
» gime lacté, bains d'une heure chaque jour, à 27° Réaumur ; douches

» en arrosoir de dix minutes sur tout le corps à 40° Réaumur ; eau ther-
» male pour boisson, quatre litres par jour, vu l'excessive soif dont le ma-
» lade était dévoré. Le premier mois, tous les symptômes avaient plutôt
» augmenté que diminué; le deuxième mois, ils commencèrent faible-
» ment une marche décroissante. La fièvre avait cessé le cinquante-cin-
» quième jour, et l'appétit revenait. Le troisième mois, l'amélioration fit des
» progrès rapides. Le quatre-vingt-cinquième jour, les douleurs avaient dis-
» paru ; le corps et les membres reprenaient leur souplesse. Les douches
» en arrosoir avaient été remplacées par des douches en un seul jet à
» 45° Réaumur, et les bains avaient été abaissés à 26° Réaumur. Le
» centième jour, Poupin sortit de l'établissement parfaitement guéri, et la
» solidité de cette guérison ne s'est pas démentie. »

19° OBSERVATION (M. Lebreton, p. 24). — *Ankylose rhumatismale datant de plusieurs années. — Guérison.*

« Une jeune femme de la Bretagne avait, à la suite de rhumatismes ar-
» ticulaires, perdu depuis plusieurs mois l'usage d'un bras qu'on croyait
» complétement ankylosé. Ayant recouvré quelques mouvements l'année
» dernière après un mois de séjour à Bagnoles, elle y est revenue cette an-
» née, et elle peut aujourd'hui exécuter tous les mouvements du bras. »

Des eaux de Bagnoles dans les névralgies.

Dire que les eaux de Bagnoles guérissent les appauvrissements du sang, les maux de nerfs et les rhumatismes, c'est exprimer implicitement qu'elles réussissent dans un grand nombre de névralgies faciales, sciatiques ou autres, dans la pathogénie desquelles un ou plusieurs de ces états morbides jouent un rôle important. Je ne cite pas de faits pour ne pas allonger indéfiniment cet opuscule.

Des eaux de Bagnoles dans les paralysies.

J'arrive à une classe de maladies qu'on se flatte de guérir à un grand nombre d'eaux minérales, et dans lesquelles on compte partout des succès et des revers. C'est que parmi elles on doit établir des distinctions capitales. En effet, les unes ne cèdent à aucun moyen interne ou externe, ou du moins c'est dans des proportions si minimes, qu'à peine doit-on se les rappeler lorsqu'il s'agit de porter un pronostic sur leur curabilité. Ce sont les paralysies générales des aliénés (qui précèdent souvent l'aliénation), celles qui sont la suite d'une désorganisation profonde des centres nerveux, telles que les ramollissements, les tumeurs diverses, tubercules, cancer, fongus (les syphilitiques exceptées). Les autres se guérissent en assez grand nombre. Classons-les d'après leurs causes, et voyons quel est le degré d'utilité des eaux de Bagnoles dans chacune de ces espèces.

Lorsqu'une hémorragie ou une congestion des centres nerveux (apoplexie) n'emportent pas leur victime dans un laps de temps plus ou moins court, il arrive ordinairement que la paralysie qui en résulte rétrograde peu à peu; mais ce qui arrive souvent aussi, c'est que, parvenue à un certain degré, la maladie reste stationnaire. C'est alors qu'on est obligé d'avoir recours à des agents excitants, entre lesquels l'électricité et certaines eaux minérales occupent le premier rang. A titre d'excitant tonique, les eaux de Bagnoles doivent trouver ici leur application. Aussi y arrive-t-il tous les ans un certain nombre de paralytiques de cette catégorie, dont beaucoup sont améliorés ou guéris, tandis que d'autres n'en tirent aucun profit, car, bien que devant être rangée parmi les affections curables, cette forme de paralysie est souvent au-dessus des ressources de l'art.

On comprendra que je ne m'étendrai pas beaucoup sur les exemples de guérison que j'ai sous les yeux : ils se ressemblent à peu près tous. Je dirai seulement que Geoffroy fils a vu trois paralysies guéries en quinze ou dix-huit jours chacune. Une des trois était une hémiplégie par apoplexie; la deuxième une paralysie des mains, suite de rhumatismes existant depuis un an ; la troisième une paralysie générale.

Pendant le seul été de 1777, les docteurs Le Maignan, Capelle et Bourget, constatèrent la guérison de cinq paralysies déclarées incurables, sans compter celle d'un chapelain de la Sainte-Chapelle qui, envoyé à Bagnoles par le fameux J.-L. Petit, laissa au concierge de l'établissement le certificat détaillé d'une cure qu'il regardait comme miraculeuse.

On doit penser que, sur toutes ces paralysies, plusieurs étaient apoplectiques.

Je placerai également ici le fait suivant, constaté par le docteur Lédemé, et qui me semble devoir être rapporté à une congestion : observation remarquable au double point de vue de la guérison obtenue dans un cas de gravité incontestable et des anomalies qui signalèrent la marche de cette maladie, telles que la conservation de l'intelligence avec perte subite du mouvement et de la parole, les contractures et les douleurs vives.

20 OBSERVATION. — *Paralysie.* — *Guérison.*

« Madame Morin, de la Ferrière-aux-Etangs, âgée de quarante-huit ans et
» d'un tempérament indéterminé, d'une bonne constitution, s'est tou-
» jours bien portée, lorsqu'il y a deux ans, le 7 septembre 1840, en faisant
» une course à cheval dans les environs, elle se sentit tout à coup faiblir.
» Aussitôt ses mains s'engourdirent, la bride du cheval lui échappa. Elle
» glissa de dessus cet animal, tomba sans se blesser, et fut quelques in-
» stants sans pouvoir remuer ni parler, bien qu'elle n'eût pas perdu con-
» naissance. Enfin, après un quart d'heure, son domestique voulut lui
» aider; elle essaya de marcher de nouveau, mais au bout de quelques
» pas ses jambes fléchirent, refusèrent le service et la malade resta sans
» pouvoir exécuter aucun mouvement. On vint avec une voiture et on
» l'emporta chez elle. Le docteur Desprez fut appelé le lendemain. Elle
» était dans l'état suivant : excepté les yeux et la parole, paralysie géné-
» rale de tous les muscles de la vie de relation; perte de l'ouïe, de l'odo-
» rat, du goût; sensibilité générale très obscure, bien qu'il existât de vives
» douleurs dans toutes les parties du corps. La malade y accusait des élan-

» eements continuels. Elle ne pouvait aller à la selle et uriner qu'avec la
» sonde et les lavements irritants. Le pouls n'offrait rien de particulier;
» la respiration était très gênée, les fonctions intellectuelles intactes,
» quoique un peu comprimées par intervalles. La malade fut saignée; on
» lui fit une application de quinze sangsues sur la région dorsale, et l'on
» en vint à quelques vésicatoires volants sur la colonne vertébrale. Au
» bout de trois semaines, les élancements douloureux avaient cédé; la
» malade urinait seule, et quelques mouvements apparurent dans le bras et
» la main du côté gauche. Les organes des sens avaient repris la régularité
» de leurs fonctions; mais la peau dans tout le côté droit avait perdu la
» sensibilité normale. Cependant les genoux se serraient spasmodiquement
» l'un contre l'autre, et quand ce phénomène se représentait, ce qui arri-
» vait surtout la nuit, il était le signal de la réapparition des douleurs, qu'on
» ne pouvait calmer qu'avec des pilules de morphine. Jusqu'au mois de
» juin dernier, l'état de madame Morin s'était si peu amélioré, qu'il fal-
» lait la soutenir pour boire et manger, et lui aider dans ces circonstances,
» où le peu de mouvements qu'elle exécutait avec la main gauche étaient
» si irréguliers, qu'elle ne pouvait saisir que les objets les plus faciles. Elle
» ne pouvait marcher : il fallait qu'on la posât comme un enfant dans un
» fauteuil à bras, qu'on arrangeât les jambes comme si elles eussent été
» mortes, qu'on la tournât dans son lit, qu'on la fit uriner. Arrivée à Ba-
» gnoles le 4 juin 1842, cette malade fut mise à l'usage des bains à
» 27° Réaumur, pendant une heure tous les jours; elle reçut une douche
» générale à 40° Réaumur de dix minutes, également tous les jours; rien
» de particulier dans le régime. Au bout de huit jours, l'amélioration était
» déjà considérable. Ceci est vraiment digne de remarque. La malade
» commençait à sentir, disait-elle, que la main droite était la sienne.
» Quelques mouvements y apparurent. Mêmes symptômes d'amélioration
» dans la jambe des deux côtés. Le quinzième jour, la malade put se re-
» tourner dans son lit ; le quarante-cinquième jour elle put marcher, se
» promener seule avec le secours d'une béquille, qu'elle tient très bien.
» Elle est sortie de l'établissement dans cet état, et aujourd'hui j'ai acquis
» la certitude que l'amélioration a continué et que cette femme est pres-
» que complétement guérie. »

Mais à côté du salut se trouve le péril. On doit bien se garder d'admi-
nistrer les eaux de Bagnoles, de même que l'électricité, chez les individus
disposés aux afflux de sang vers la tête, ou qui présentent actuellement des
signes de congestion vers le cerveau et la moelle: on s'exposerait à des
accidents funestes.

Une autre espèce de paralysie est due au rhumatisme, soit que la longue
inaction à laquelle on est obligé de condamner parfois les articulations
entraîne l'atrophie ou la débilité musculaires, soit que les muscles aient
été eux-mêmes atteints primitivement, soit enfin que la diathèse rhumatismale, exerçant ses ravages sur les enveloppes encéphalo-rachidiennes,
donne lieu à des paralysies présentant les symptômes de celles qui sont
dues à une lésion des centres nerveux.

Eh bien ! ce que j'ai dit des bons effets des eaux de Bagnoles dans les rhumatismes doit faire prévoir qu'on y guérit un assez grand nombre de paralysies rhumatismales, et c'est la vérité. Geoffroy fils n'a-t-il pas observé, il y a près d'un siècle, une paralysie des mains, suite de rhumatisme datant d'un an, guérie à Bagnoles ? Nous avons vu que le docteur Piette avait cité des cas semblables. Depuis ce temps, les exemples se sont multipliés.

Enfin, il y a des paralysies qui sont sous l'influence de modifications morbides survenues dans la composition des liquides de l'économie, consistant dans la défibrination et la déglobulisation du sang, que l'appauvrissement du fluide nourricier soit spontané, ou bien qu'il soit la conséquence d'hémorragies, de fatigues de toutes sortes. La paralysie affecte tantôt l'appareil locomoteur seulement, tantôt le mouvement et la sensibilité tout à la fois. Elle peut se réduire à un simple affaiblissement musculaire, qui n'est que le premier degré de ces paralysies qui sont partielles ou se généralisent. Chez l'un, elles envahissent un ou plusieurs membres, les muscles de la masse sacro-lombaire ; chez l'autre, un ou plusieurs des organes des sens. Chez celui-ci, elles sont bornées aux yeux : c'est une amaurose plus ou moins avancée, ou bien une simple kopiopie (fatigue des yeux) ; chez celui-là, c'est de la surdité ou la perte de l'olfaction. Ces espèces de paralysies sont plus fréquentes chez la femme que chez l'homme. A côté d'elles, on doit citer les paralysies hystériques. Les vérités pathologiques ont été mises en lumière, dans ces derniers temps, par Aswhel en Angleterre, et en France, par MM. Moutard-Martin, Sandras (*Traité des maladies nerveuses* et *Leçons sur les paraplégies*, recueillies par M. Marcé, interne des hôpitaux, *Gazette des Hôpitaux*, 1853), Beau (*Leçons sur la dyspepsie*, recueillies par le docteur Thibierge, *Moniteur des Hôpitaux*, p. 644), et tout récemment par M. le docteur Landry, dans un mémoire de concours adressé à l'Académie, en 1853, et dans une série d'articles remarquables, qu'il publie dans le *Moniteur des Hôpitaux*, sur les causes et le traitement des maladies nerveuses.

C'est dans la même catégorie qu'on doit mettre, à mon avis, beaucoup de ces paralysies suites de couches survenues après des pertes graves, ou qui s'observent en même temps que cette hydroémie des femmes enceintes, persistant souvent après l'accouchement, et que M. Cazeaux nous a si heureusement fait connaître.

Les observations 21ᵉ, 22ᵉ et 23ᵉ, sont confirmatives des idées émises sur le mode de génération de ces paralysies et sur l'utilité des eaux de Bagnoles dans leur thérapeutique.

21ᵉ OBSERVATION (M. Lebreton, 1849, p. 5, et 1851, p. 10). *Paralysie progressive, suite de couches. — Anémie. — Guérison.*

« Une jeune femme, paralysée depuis cinq ans à la suite d'une couche, » est arrivée à Bagnoles dans le mois d'août de l'année dernière. Sa con- » stitution est lymphatique ; sa figure, qui est remarquablement belle, a » l'aspect de la cire blanche. La paralysie des membres inférieurs et des or-

» ganes du bassin est complète ; insensibilité absolue des jambes. Les fonc-
» tions digestives presque abolies, et leur inertie augmentant sans cesse,
» tout devait faire craindre de voir la paralysie faire des progrès et atteindre
» ce qui restait de cette triste existence. Depuis cinq ans, étendue sur un
» lit, sans autre mouvement que celui des bras, elle avait consulté par-
» tout, tout essayé.

» Les difficultés pour la mettre dans une baignoire étaient excessives, et
» les membres inférieurs restaient insensibles sous les douches, quelle
» qu'en fût la température.

» Cependant, après un mois de traitement, la baigneuse crut remarquer
» un mouvement involontaire dans une de ses jambes. Mais la saison finis-
» sait, et la pauvre malade, qui pour la première fois concevait un peu
» d'espérance, regrettait si vivement de quitter Bagnoles, que je l'engageai
» à y prolonger son séjour. Au bout de quelque temps encore, sans autre
» traitement que l'eau minérale qu'elle prenait en boisson, elle sentit ses
» fonctions digestives se réveiller un peu. Alors, avec le courage que
» donne quelquefois le désespoir, elle forma le projet de passer l'hiver dans
» cet endroit isolé et souvent couvert de neiges.

» Aujourd'hui, madame *** marche un peu, fait à âne de longues pro-
» menades dans le parc de Bagnoles, et y attend avec impatience le retour
» de la belle saison, pour y achever par quelques douches une guérison
» qu'elle regarde, et avec raison, comme assurée.

» A la saison suivante, cette cure si inespérée fut accomplie. »

22ᵉ OBSERVATION (M. Lebreton, loc. cit., p. 10 et 11). *Commencement de
paralysie musculaire, suite d'hémorragies. — Guérison.*

« Madame R..., de Caen, est arrivée à Bagnoles présentant à peu près
» les mêmes symptômes extérieurs.

» Épuisée par des hémorragies abondantes, elle voyait, depuis un an,
» l'affaiblissement musculaire atteindre progressivement les jambes et la
» colonne vertébrale. La marche était devenue presque impossible, mais
» la sensibilité était conservée. La digestion ne s'effectuait qu'avec une
» lenteur et une difficulté extrêmes ; le pouls était d'une faiblesse exces-
» sive ; les règles ne paraissaient plus. Après deux mois de séjour à Ba-
» gnoles, madame R... partit, ayant trouvé des forces digestives, des forces
» musculaires ; le teint avait repris de la coloration, le pouls du dévelop-
» pement, et tout faisait prévoir une guérison qui, depuis, s'est entièrement
» confirmée. »

23ᵉ OBSERVATION (M. Lebreton, loc. cit., p. 12). *Épuisement de suite de
couche. — Guérison.*

« Madame de L..., de Nantes, jeune femme également lymphatique, est
» arrivée à Bagnoles dans le même état d'épuisement, à la suite d'une
» couche très longue et très pénible. Même difficulté à marcher, mêmes
» faiblesses générales digestives, même succès. »

Jé n'insisté pas plus longuement sur la classification des paralysies. Mon dessein n'est pas d'en faire une étiologie complète ; je voulais seulement mentionner les espèces pour lesquelles un voyage à Bagnoles est indiqué.

Des Eaux de Bagnoles dans les maladies des organes respiratoires et circulatoires.

On a conseillé ces Eaux dans les diverses maladies de poitrine, l'asthme, les vieux catarrhes. Mais c'est ici que l'examen le plus scrupuleux est nécessaire avant d'en permettre l'usage. Sans doute on s'en trouve fort bien dans les *catarrhes simples*, les *bronchorrhées*, les *asthmes nerveux*. Mais, il faut se bien pénétrer de cette pensée qu'elles doivent être sévèrement prohibées dans les affections organiques du cœur. Or, un grand nombre d'asthmes sont symptomatiques de maladies du centre circulatoire. Elles doivent être défendues aux phthisiques, surtout aux hémoptysiques. Les tuberculeux se trouvent en général très mal à Bagnoles. A peine arrivés, ils crachent du sang et voient tous leurs accidents redoubler d'intensité ; ce qui doit être attribué d'une part aux brusques changements de température et aux brouillards qui se répandent le soir dans la vallée ; d'autre part aux propriétés excitantes de l'Eau.

Je tiendrai le même langage pour les affections du larynx. On y guérit des aphonies nerveuses, ces affections laryngées, de nature lymphatique, qui rendent le larynx si susceptible au froid humide.

Mais comme il existe dans bon nombre d'entre elles une complication tuberculeuse, il arrive souvent qu'on ne réussit pas.

Des Eaux de Bagnoles dans les maladies de la peau, les ulcères atoniques et les blessures d'armes à feu.

Les vertus des Eaux de Bagnoles dans les maladies de peau furent, dit-on, l'occasion de leur découverte. On lit dans une brochure imprimée à Alençon, 1740, sans nom d'auteur :

« Il y a près de deux siècles, suivant la tradition populaire, que cette
» fontaine fut découverte par les habitants de ces quartiers, naturellement
» attaqués d'une galle affreuse qui ressemble un peu à la lèpre, et par un
» cheval poussif outré abandonné dans les forêts. Les peuples qui, les pre-
» miers, se baignèrent dans cette fontaine, attaqués de galles affreuses, de-
» vinrent sains et propres comme s'ils venaient de sortir du ventre de leur
» mère, etc. »

Les Eaux de Bagnoles sont, en effet, très avantageuses dans les maladies de peau *superficielles*, comme l'a dit M. Isidore Bourdon. M. Lédemé les conseille dans les *eczémas*, les *lichens* chroniques, et dans quelques autres maladies à *formes bulleuses et vésiculeuses*. Elles conviennent à bon nombre d'impétigos ; aux enfants qui portent au nez, aux joues, des croûtes jaunes persistantes ; dans beaucoup de maladies de peau engendrées par un état strumeux. Elles trouvent leur application dans les ophtalmies anciennes et rebelles, les ulcères atoniques.

Mais elles échouent dans les psoriasis et toutes les affections qui attaquent profondément le derme.

- Le docteur Piette a vu, après plusieurs jours de leur usage et surtout de la douche, se rouvrir d'anciennes blessures reçues à la guerre; des morceaux d'étoffes en sortir, et ces mêmes blessures se fermer et se cicatriser complétement.

M. Lebreton a vu, la même année, cinq affections herpétiques du conduit auditif externe : trois furent entièrement guéries; les deux autres furent modifiées.

Il cite encore l'histoire d'une jeune fille de 13 ans, ayant depuis plusieurs années à la face externe de l'avant-bras et à toute la partie interne d'une jambe une dartre furfuracée, qui guérit entièrement en venant à Bagnoles deux années de suite.

Un jeune abbé, portant aux jambes une dartre de même nature, la vit également disparaître.

Un jeune malade, atteint d'une dartre squammeuse humide, ayant son siége sur toute la partie interne des jambes, donnant lieu à une exhalation d'un liquide ichoreux, obtint une guérison presque complète, malgré l'étendue et la gravité de la maladie, qui était héréditaire.

Feu le docteur Vauchesnel, excellent praticien de la Ferté-Macé, vit l'ancien curé de la Sauvagère guérir en quelques jours d'une maladie très rebelle, sorte de lèpre qui le couvrait de la tête aux pieds.

Les quatre faits qu'on va lire achèveront, je pense, de porter la conviction dans tous les esprits relativement aux bienfaits qu'on peut attendre des eaux de Bagnoles dans les maladies qui nous occupent. Les trois premiers sont du docteur Perrinet; le dernier est extrait d'une observation détaillée de M. Lédemé.

24e OBSERVATION. *Lichen généralisé datant de l'enfance chez un jeune homme de 17 ans. — Guérison.*

« Le jeune M... d... Orne, âgé de 17 ans, en proie dès sa plus tendre enfance à une maladie herpéthique du genre *lichen* qui couvrait toute l'habitude du corps, depuis la tête et le visage jusqu'aux doigts des pieds, occasionnant une démangeaison qui le dévorait nuit et jour et l'excitait à se déchirer jusqu'au sang.

Ce fut après avoir épuisé tous les remèdes conseillés en pareil cas, et, en dernier lieu, après avoir usé des bains alcalins pendant trois mois, sans résultats satisfaisants, qu'il vint réclamer nos soins et suivre un traitement dans l'établissement. Trois mois suffirent pour faire disparaître ce lichen rebelle et triompher d'une maladie hideuse, aussi ancienne que le malheureux qui en était atteint. »

25e OBSERVATION. *Impétigo datant de 5 ans. — Guérison.*

« La femme Pothier, de Dangeul (Sarthe), âgée d'environ 30 ans, et mère de deux enfants, était affectée depuis quatre ou cinq ans, à la suite de ses dernières couches, d'une maladie de peau, impétigo, qui avait envahi le visage et plusieurs parties du corps. Après un mois de séjour à Bagnoles, elle a quitté ce lieu n'emportant que les traces des anciens désordres occasionnés par la maladie.

26° Observation. *Prurigo formicans datant de 10 ans.— Guérison.*

« L'année dernière, les Eaux de Bagnoles ont également guéri, sans autre régime que l'emploi d'une centaine de bains, un cas de prurigo formicans bien caractérisé, et invétéré depuis environ dix ans chez un sujet d'un tempérament lymphatico-sanguin, et de l'âge d'environ 40 ans. Ce prurigo, avait résisté aux médications les plus rationnelles, et avait amené l'épaississement et l'induration des téguments de la partie où il siégait. On sait cependant que cette maladie était regardée comme incurable par Biett, surtout dans la région où elle se trouvait placée chez cet individu.

Des eaux de Bagnoles dans les maladies de femmes et la spermatorrhée.

Je n'ai pas d'observations détaillées de guérisons de *maladies de femmes*. Je puis cependant annoncer qu'un grand nombre d'affections-utérines sont avantageusement traitées à Bagnoles. « Je puis affirmer, dit M. Lédemé,
» que les eaux de Bagnoles vont parfaitement aux maladies de femmes ;
» qu'elles sont indiquées d'une manière spéciale dans tous les cas ou l'u-
» sage des eaux minérales peut être raisonnablement conseillé, et que c'est
» certainement dans les affections de cette nature, parmi les six grandes
» espèces que nous venons de passer en revue, celles où l'efficacité de la
» source est la plus sûre et la plus constante.

M. Lebreton cite le fait d'une guérison de spermatorrhée.

« M. de L..... est arrivé à Bagnoles dans un état de maigreur et de fai-
» blesse si excessive, qu'il ne marchait plus qu'avec une très grande diffi-
» culté. Plongé dans un profond désespoir, ce malade n'avait que des pen-
» sées de mort et de suicide. Je reconnus chez lui une spermatorrhée abon-
» dante. Deux mois de traitement à Bagnoles le rétablirent entièrement. »

Je n'ai sans doute pas signalé, dans cette revue rapide, toutes les maladies qu'on peut guérir et qu'on voit se guérir à Bagnoles. Je n'ai voulu mentionner que les catégories d'états pathologiques pour lesquels l'observation a prononcé d'une manière positive, pour lesquels on peut promettre un succès, sinon toujours assuré, au moins toujours probable.

Je ne m'arrêterai pas à décrire le mode d'administration des eaux, et les applications hydrothérapiques qu'on en peut faire. M. Ledemé a tracé dans sa notice des règles d'une sagesse et d'une précision qui font honneur à son expérience et à son talent d'observation, mais auxquelles il ne faudrait pas s'attacher d'une manière trop absolue ; car je suis convaincu qu'il est fréquemment nécessaire d'y apporter des modifications, de l'opportunité desquelles le médecin ne peut être juge que sur les lieux et en étudiant incessamment la marche de la maladie.

Je me bornerai à une seule remarque, parcequ'il est nécessaire qu'on s'en pénètre bien avant d'entreprendre un voyage à Bagnoles. Un bon nombre de maladies s'y guérissent assez promptement, c'est-à-dire dans l'espace de trois, quatre, cinq ou six semaines : telles sont les gastralgies, les dyspepsies, un garnd nombre de chloroses, de maladies de peau, quelques rhumatismes, un petit nombre de paralysies. Mais beaucoup de malades, tels que les scrofuleux, la plupart des rhumatisants et des paralytiques, ces individus affectés de maladies des os, des synoviales et des tissus fibreux ; ceux, à qui il faut, pour ainsi dire, qu'on me passe cette expression, refaire une constitution de toutes pièces, s'exposent à bien des mécomptes en venant à Bagnoles pour quinze ou vingt jours.

Il n'entre pas dans le plan d'un travail entrepris à un point de vue purement médical de décrire les sites pittoresques, les plaisirs et la vie de Bagnoles. D'autres ont pris ce soin, et particulièrement MM. Isidore Bourdon, Teste et Donné. Je me contenterai d'appeler l'attention sur la salubrité du pays et du département de l'Orne. D'après la statistique du ministère de l'intérieur, la mortalité étant de un sur vingt-trois dans le Finistère, de un sur trente-deux à Paris, et dans quelques quartiers de un sur quinze, elle n'est que de un sur cinquante dans l'Orne. Jamais aucune épidémie ne sévit à Bagnoles, ni dans ses environs.

J'ai fini ma tâche d'historien et de critique. Je me suis efforcé d'être vrai. J'ai dit le fort et le faible des eaux de Bagnoles. J'ai montré les maladies dans lesquelles elles sont vraiment héroïques, celles dans lesquelles elles sont moins efficaces, et j'ai indiqué celles ou elles doivent être interdites comme dangereuses. Dans l'appréciation des auteurs que j'ai cités, j'ai essayé de rendre à chacun ce qui lui est dû. Puissent ceux à qui j'ai fait des emprunts me rendre justice, et trouver dans cet écrit la reproduction exacte de leurs idées ! Puisse ma sincérité porter dans l'esprit des médecins des convictions dont eux et leurs malades pourront retirer de grands avantages !

4511 — Paris, imprimerie Guiraudet et Jouaust, rue Saint-Honoré, 338.